PROTECCIÓN RADIOLÓGICA EN DIAGNÓSTICO POR IMAGEN
Glosario de términos básicos

Eloy Calvo Pérez

Protección Radiológica en Diagnóstico por Imagen
Glosario de términos básicos
© Eloy Calvo Pérez
e-mail: eloycalvop@gmail.com
http://tecnicaradiologica-ecp.jimdo.com
Reservados todos los derechos a favor del autor.
© Fotografía de portada: Eloy Calvo Pérez.
ISBN: 9781520748139

Índice

A Elena y Miguel por su apoyo permanente.

PRÓLOGO

El hombre ha estado siempre expuesto a fuentes naturales de radiación: radiación cósmica producida en las reacciones nucleares que ocurren en el interior del sol y en las demás estrellas, materiales radiactivos presentes en la corteza terrestre, radionucleidos que penetran en el organismo por ingestión e inhalación.

A la exposición producida por esta radiación natural, denominada radiación de fondo, hay que sumar la debida a ciertas actividades humanas. Son las denominadas fuentes artificiales de radiación.

Si dejamos al margen las aplicaciones industriales o militares de la energía nuclear, la contribución a la dosis total que muchas personas reciben al cabo del año procede del campo de la medicina y más concretamente de las áreas de Radiodiagnóstico, Radioterapia y Medicina Nuclear. Aproximadamente el 28% de la dosis total absorbida por una persona es debida a las aplicaciones médicas.

La necesidad de protegerse contra los efectos perjudiciales de las radiaciones ionizantes ya se hizo evidente al poco tiempo de comenzar la utilización de los rayos X en el diagnóstico médico.

A lo largo de los años se han ido creando Organismos Internacionales encargados de establecer normas y recomendaciones para proteger adecuadamente tanto a los pacientes como a los trabajadores expuestos y al público en general. Baste citar la *Comisión Internacional de Protección Radiológica* (ICRP) fundada en 1928.

Hoy en día, los beneficios de la utilización de las radiaciones ionizantes en medicina pueden obtenerse con un alto grado de seguridad siempre que los procedimientos de trabajo se fundamenten en el conocimiento y la precaución. Para ello resulta importantísimo, además de dominar la técnica que se utilice, conocer los fundamentos de la **Protección Radiológica** y las normas que la regulan.

Si bien es cierto que de los efectos de las radiaciones ionizantes se tiene, a día de hoy, un conocimiento muy exacto no lo es menos que no ocurre lo mismo con los posibles efectos de las radiaciones no ionizantes. No obstante, cada día ven la luz nuevos estudios en los que se alerta sobre las precauciones a tomar ante la radiación ultravioleta y los campos eléctricos y magnéticos, por poner algunos ejemplos.

La creciente presencia en nuestras vidas de diferentes tipos de radiación no ionizante llevó en 1992 a la creación de la *Comisión Internacional de Protección contra las Radiaciones No Ionizantes* (ICNIRP). Su misión es aportar asesoramiento sobre los peligros para la salud de la radiación no ionizante y elaborar recomendaciones internacionales, siempre sobre bases científicas, para limitar la exposición a este tipo de radiación.

En las páginas que siguen he tratado de condensar todos aquellos conceptos básicos que tienen que ver con la Física de Partículas y Fotones, la Radiobiología y la Protección Radiológica y que están presentes en el día a día de los Servicios de Imagen Diagnóstica, Medicina Nuclear y Radioterapia. Es por ello que figuran, también, los componentes más importantes de los equipos utilizados en las referidas modalidades diagnósticas.

No ha de extrañar que haya incluido, igualmente, términos y conceptos de Resonancia Magnética Nuclear. No olvidemos que el trabajo con campos magnéticos estáticos, campos magnéticos variables y emisiones de radiofrecuencia entrañan un riesgo potencial que, en todo momento, hay que intentar prevenir.

Por último, debido a la importancia que la tecnología nuclear ha alcanzado en las últimas décadas, y a que potencialmente supone el mayor de los riesgos biológicos para los seres vivos y el medio ambiente, aparecen algunos términos que guardan relación con ella.

Guadalajara, Curso Académico 2011-2012 y Febrero-Mayo de 2016

A

A
Amperio.

A
Número másico.

Absorbente

En física nuclear, cualquier material que tiene la propiedad de absorber total o parcialmente la radiación de partículas (alfa, beta, neutrones) o electromagnética (gamma, X), anulando o reduciendo su intensidad.

Absorción energética

Transferencia de energía de la radiación (ionizante o no ionizante) a un material (p. ej.: tejido biológico) y que origina una disminución de la intensidad de dicha radiación.

En Resonancia Magnética Nuclear, proceso que realizan los núcleos de hidrógeno cuando, sometidos a un potente campo magnético, se les envía un pulso de radiofrecuencia. En sentido estricto, el momento de la absorción de energía es lo que podríamos definir como fenómeno de Resonancia Magnética.

Accidente

Todo suceso involuntario, incluidos los errores de operación, fallos de equipo u otros contratiempos que puede implicar, para una o más personas, recibir una dosis superior a los límites establecidos.

Acción directa de la radiación

Cuando un fotón interactúa con una molécula biológica cediéndole energía (ADN, ARN, proteínas, etc). En estas condiciones las moléculas resultan ionizadas o excitadas, conduciendo ambos casos a la alteración de las moléculas "impactadas" a través de procesos de radiolisis.

Acción indirecta de la radiación

Absorción de la energía disipada en medios intracelulares que puede dar lugar a la formación de radicales libres. Los efectos de los radicales libres en la célula se deben a su capacidad de inducir variadas reacciones químicas que, al propagarse, pueden causar cambios y lesiones en la célula en zonas relativamente distantes del lugar de la interacción primaria.

Acelerador de partículas

Dispositivo empleado para acelerar (comunicar energía cinética) partículas cargadas eléctricamente, por lo general de masa muy pequeña, como electrones, protones y núcleos ligeros mediante la aplicación de campos eléctricos y magnéticos.

Acelerador lineal

Dispositivo empleado para crear rayos X de alta energía para tratamiento radioquirúrgico.

Ácidos nucleicos

Compuestos orgánicos de elevado peso molecular formados por carbono, hidrógeno, oxígeno, nitrógeno y fósforo. Su función es almacenar, duplicar y transmitir los caracteres hereditarios, y sintetizar las proteinas específicas de las células. Son el ADN (ácido desoxirribonucleico) y el ARN (ácido ribonucleico) y están formados por la unión de moléculas más pequeñas denominadas nucleótidos.

Activación
Proceso de conversión de un material estable en radiactivo por bombardeo con neutrones, protones u otro tipo de radiación nuclear.

Actividad
Magnitud física que mide el número de transformaciones nucleares espontáneas que se producen por unidad de tiempo en un radionucleido. La unidad es el becquerel o becquerelio (Bq).

Actividad mitótica
Multiplicación celular.

ADN
Ácido desoxirribonucleico. Ácido orgánico compuesto por cuatro bases nitrogenadas (adenina, timina, citosina y guanina) unidas mediante unidades de fosfato y azúcares (desoxirribosa). El ADN es el material genético de la mayoría de los organismos y se estructura mediante una molécula de dos hélices que se unen a través de las bases complementarias (adenina y timina por un lado y guanina y citosina por otro) mediante puentes de hidrógeno. Constituye el principal componente del material genético de la inmensa mayoría de los organismos, junto con el ARN. Es el componente químico primario de los cromosomas y el material en el que los genes

están codificados. La mayor parte del ADN reside en el núcleo celular.

ALARA

Acrónimo de la expresión inglesa *As Low As Reasonably Achievable* (tan bajas como sea razonablemente posible). Se trata de una recomendación de la ICRP (incluida en el Sistema de Limitación de Dosis) y hace referencia a que las exposiciones a radiaciones ionizantes se han de mantener tan bajas como sea razonablemente posible.

Almacenamiento de residuos

Última fase de la gestión de los residuos radiactivos consistente, en general, en la colocación de los residuos radiactivos en una instalación que proporciona adecuada protección ambiental, térmica, química y física, con inclusión de disposiciones para su vigilancia.

Aminoácidos

Moléculas orgánicas que se caracterizan por poseer una cadena hidrocarbonada unida a un grupo nitrilo ($-NH_2$) y a un grupo carboxilo ($-COOH$). Los más importantes son los que forman parte de las proteínas.

Amperio

Unidad de intensidad de corriente eléctrica en el Sistema Internacional. Equivale a un culombio partido por segundo.

Amplificador de radiofrecuencia/Amplificador de potencia

En Resonancia Magnética dispositivo responsable de la producción de la energía que excitará los núcleos de hidrógeno. Los más utilizados suelen tener una potencia de 10 KW. La potencia requerida para que los núcleos entren en resonancia dependerá de la intensidad del campo magnético principal, de la eficiencia de transmisión de la antena, de la duración del pulso emitido y del ángulo de excitación seleccionado.

Angiografía
Modalidad diagnóstica basada en los rayos X que, mediante la introducción por vía intravenosa de un medio de contraste, permite realizar un estudio anatómico de los vasos sanguíneos de cualquier zona del cuerpo.

Anión
Átomo o molécula que ha ganado uno o más electrones y que presenta, por ello, carga negativa.

Aniquilación/Aniquilamiento
Fenómeno que se produce al entrar en contacto una partícula elemental y su antipartícula correspondiente (por ejemplo, un electrón y un positrón) y que da lugar a la transformación de la masa de ambas partículas en fotones de radiación γ en otros pares partícula-antipartícula.

Ánodo
En Radiodiagnóstico, electrodo positivo en el que se genera la radiación x cuando chocan y/o son frenados en él los electrones acelerados que se han producido en el cátodo del tubo de rayos X.

Antenas

En RMN, dispositivos que se utilizan para emitir los pulsos de radiofrecuencia (antena emisora) y para recoger la señal emitida por los núcleos de hidrógeno durante la relajación (antena receptora).

Antielectrones

Positrones. Electrones con carga eléctrica positiva constituyentes de la antimateria. Presentan propiedades magnéticas opuestas a las de los electrones.

Antimateria

Materia constituida por antipartículas.

Antineutrones

Neutrones constituyentes de la antimateria que presentan propiedades magnéticas opuestas a las de los neutrones.

Antipartículas

Partículas de signo opuesto a las que componen la materia por lo que presentan, igualmente, opuestas propiedades magnéticas.

Antiprotones

Protones con carga eléctrica negativa constituyentes de la antimateria. Presentan propiedades magnéticas opuestas a las de los protones.

Antropogammametría

Medida de la cantidad de sustancia radiactiva incorporada por una persona mediante la detección externa de la radiación que aquella emite.

Año oficial

En la legislación sobre Protección Radiológica, periodo de 12 meses, del 1 de enero al 31 de diciembre, ambos inclusive.

Apantallamiento magnético

En Resonancia Magnética, procedimiento cuyo objetivo es minimizar los efectos del campo magnético por fuera del cilindro de exploración. Puede ser pasivo o activo. En el pasivo se utiliza una estructura de hierro que rodea al imán y constituye una técnica sencilla y barata. El apantallamiento activo se consigue utilizando 2 bobinas de campo magnético. Una de ellas sería la bobina principal y la otra la bobina secundaria, situada por fuera de la bobina principal. En ambas bobinas la corriente circula en sentido contrario por lo que los campos magnéticos, creados por cada una, se restan. De esta forma, tendríamos que internamente prevalecería el campo magnético creado por la bobina principal y externamente el creado por la bobina secundaria.

Arco isocéntrico

Arco quirúrgico con forma de C en el que, independientemente del sentido del giro, la anatomía del paciente siempre permanece en el centro de la imagen.

Arco quirúrgico

Aparato de fluoroscopia que se utiliza en múltiples procedimientos quirúrgicos mínimamente invasivos y de intervención, realizados en cardiología, urología, neurología, radiología y ortopedia, como reparación de aneurismas cerebrales, implantación de marcapasos cardiaco, reemplazo de cadera, reducción de fracturas y localización de cuerpos extraños, entre muchos otros procedimientos, tanto diagnósticos como terapéuticos.

Armarios técnicos

En RMN, armarios situados en la sala técnica y desde los que se controla el imán principal, los gradientes magnéticos y el sistema de radiofrecuencia.

ARN

Ácido ribonucleico. Ácido orgánico compuesto por cuatro bases nitrogenadas (adenina, uracilo, citosina y guanina) unidas mediante unidades de fosfato y azúcares (ribosa). La función principal del ARN es servir como intermediario de la información que lleva el ADN en forma de genes y la proteína final codificada por esos genes.

Atenuación

Disminución de la intensidad de un haz de rayos X o de rayos gamma, por dispersión y absorción, al atravesar la materia.

Átomo

Porción más pequeña de la materia que puede participar en una reacción química. Está constituido por un núcleo central, formado por neutrones y protones, y por un conjunto de electrones orbitales alrededor de éste.

Átomo de hidrógeno

Es el átomo más simple que existe pues está formado por un único protón que se encuentra en el núcleo (contiene más del 99,9 % de la masa del átomo), y un sólo electrón que orbita alrededor de dicho núcleo. Se denomina protio. Existen, también, átomos de hidrógeno con núcleos formados por un protón y 1 ó 2 neutrones denominados deuterio y tritio respectivamente (isótopos).

Autoridad competente

Organismo oficial al que corresponde, en el ejercicio de las funciones que tenga atribuidas, conceder autorizaciones, dictar disposiciones o resoluciones y obligar a su cumplimiento.

Autorización

Permiso concedido por la autoridad competente de forma documental, previa solicitud o establecido por la legislación española, para ejercer una práctica o cualquier otra actuación dentro del ámbito de su aplicación (por ejemplo del *Reglamento sobre protección sanitaria contra las radiaciones ionizantes*, RD 783/2001).

Avisador acústico

Dispositivo existente en los equipos de radioscopia, con intensificador de imágenes, que emite un sonido audible cuando se han alcanzado los 5 minutos de radioscopia.

B

Balance riesgo/beneficio
Valoración que debería realizar el médico peticionario antes de prescribir cualquier exploración diagnóstica en la que el paciente corra el riesgo de sufrir algún efecto adverso.

Banco dosimétrico nacional
Banco creado por el C.S.N. en 1985 en el que se recogen los historiales dosimétricos de todos los trabajadores expuestos en las instalaciones nucleares y radiactivas españolas.

Barrera
Pantalla. Material que se interpone en el trayecto de la radiación para reducir la intensidad de la misma y en algunos casos eliminarla.

Barrera primaria
Es la que se interpone entre el haz útil (radiación primaria) y un punto concreto.

Barrera secundaria
La que se interpone entre la radiación de fuga y/o la radiación dispersa (radiación secundaria) y un punto determinado.

Bases nitrogenadas
Compuestos orgánicos cíclicos, con dos o más átomos de nitrógeno, que constituyen una parte fundamental de los áci-

dos nucleicos. Existen cinco bases nitrogenadas principales, que se clasifican en dos grupos, **bases púricas** y **bases pirimidínicas**. La **adenina** (A) y la **guanina** (G) son púricas, mientras que la **timina** (T), la **citosina** (C) y el **uracilo** (U) son pirimidínicas. Las cuatro primeras bases se encuentran en el ADN, mientras que en el ARN en lugar de **timina** existe el **uracilo**.

Becquerel/Becquerelio
Unidad de actividad en el Sistema Internacional; corresponde a una desintegración por segundo.

Biofísica
Disciplina que estudia los aspectos físicos de la biología, incluyendo la aplicación de las leyes físicas y las técnicas de la física para estudiar fenómenos biológicos.

Biología
Ciencia Natural que estudia el origen, la evolución, las propiedades y las características de los seres vivos.

Biomoléculas
Macromoléculas de gran tamaño relacionadas con el mantenimiento y los procesos metabólicos de los organismos vivos. Son biomoléculas los hidratos de carbono, los lípidos, las proteínas y los ácidos nucleicos.

Blindaje
Sinónimo de filtro. Cualquier material que se interponga entre una fuente de radiación y las personas para atenuar el número de partículas y radiaciones, y prevenir que dichas radiaciones produzcan daño a las personas.

Bobinas

En Resonancia Magnética, conductores que crean el campo magnético estático o principal y el campo magnético variable o de los gradientes.

Body loops

Bucles corporales que se producen cuando un paciente cruza los brazos o piernas durante una exploración de Resonancia Magnética. Pueden dar lugar a corrientes eléctricas inducidas y es un riesgo relacionado con el campo magnético de los gradientes (campo magnético variable).

Bomba de cobalto

Equipo para radioterapia en el que se utiliza la radiación gamma emitida por una fuente intensa de cobalto-60 que se contiene dentro del propio equipo.

Bq

Becquerelio.

Braquiterapia

Radioterapia en la cual los isótopos radiactivos encapsulados (Iridio-192, Cesio-137, etc.) se colocan dentro o en la proximidad de la zona que requiere ser tratada y son retirados una vez finalizado el tratamiento. Se la denomina, también, Curiterapia.

Bremsstrahlung

Radiación electromagnética (rayos x) producida cuando los electrones son frenados por los núcleos atómicos del ánodo. Denominada también radiación de frenado.

Bucky
Parrilla o rejilla antidifusora.

C

C
Culombio.

Cadena de desintegración
Serie de radionucleidos en la que cada miembro se transforma en el siguiente mediante desintegración radiactiva,
hasta llegar finalmente a un núcleo estable.

Calibración
Conjunto de operaciones realizadas por laboratorios cualifi-
cados, mediante las que se pueden establecer la relación entre
los valores indicados por un sistema de medida y los valores
reales.

Cámara caliente
Ver Gammateca.

Cámara de ionización
Detector de radiación basado en el principio de que cuando la
radiación atraviesa un gas ioniza los átomos del mismo. Los
iones producidos son recolectados en los electrodos, entre los
que se ha establecido una diferencia de potencial, midiéndose

la corriente generada. Dicha corriente será proporcional a la radiación que ha incidido sobre el gas de la cámara.

Campo de visión
Área de una imagen diagnóstica.

Campo eléctrico
El campo eléctrico, asociado a un conjunto de cargas, es aquella región del espacio en la que se dejan notar sus efectos, que no son otros que la aparición de fuerzas de atracción y repulsión entre ellas (fuerzas electrostáticas).

Campo magnético
Se dice que existe un campo magnético cuando en un punto del espacio, además de las fuerzas electrostáticas, se ejerce una fuerza sobre los materiales magnéticos y sobre las partículas cargadas en movimiento. Dicha fuerza recibe el nombre de Inducción Magnética. Cualquier carga eléctrica en movimiento siempre origina un campo magnético (por tanto, una corriente eléctrica creará a su alrededor un campo magnético). El campo magnético se representa por B y es una magnitud vectorial por lo que, cuando nos refiramos a él, además de su valor habremos de hacer referencia a su dirección y sentido.

Campo magnético molecular o bioquímico
Campo magnético percibido por cada núcleo dependiendo de la molécula de la que forme parte y del entorno bioquímico en que se encuentre. Su valor es, aproximadamente, unas mil veces menor que el del campo magnético variable o campo magnético de los gradientes.

Campo magnético principal o estático

Campo magnético creado por el imán. Su intensidad se mide en Teslas.

Campo magnético variable o de los gradientes

Campo magnético creado por las bobinas de gradiente. Este campo magnético se añade al campo magnético principal y su valor es, aproximadamente, unas mil veces menor que el del campo magnético principal.

Capa hemirreductora

Espesor de un material que reduce o atenúa un 50% la intensidad de una radiación X (se puede aplicar, también, a la radiación gamma).

Captura electrónica

Transformación radiactiva en la que un núcleo absorbe un electrón de un orbital interno. Los restantes electrones externos se reestructuran y liberan energía en forma de radiación electromagnética gamma o rayos X.

Carga eléctrica

Propiedad física intrínseca de algunas partículas subatómicas (protones y electrones) que se manifiesta mediante fuerzas de atracción y repulsión entre ellas.

Cariocinesis

Mitosis.

Catión

Átomo o molécula que ha perdido uno o más electrones y que presenta, por ello, carga positiva.

Cátodo

Electrodo negativo del tubo de rayos X que, por incandescencia, libera los electrones, que una vez acelerados por una diferencia de potencial entre los dos electrodos, chocarán o serán frenados en el ánodo y darán lugar a la formación de radiación X.

Célula

Es la estructura más pequeña capaz de realizar por sí misma las tres funciones vitales: nutrición, relación y reproducción. Todos los organismos vivos están formados por células.

Células blanco

Células que, si resultan dañadas por un agente físico o químico, son las responsables de la aparición de un determinado efecto biológico en un tejido.

Células diploides

Células que, a diferencia de los gametos, cuentan con un número doble de cromosomas. Son las células somáticas.

Células eucariotas

Células que poseen un núcleo **con membrana nuclear**. Dentro de él se encuentran los cromosomas que contienen al ADN.

Células germinales

Células sexuales o reproductoras. Gametos: óvulos y espermatozoides. Contienen el material genético que se va a transmitir a la siguiente generación.

Células haploides

Células que contienen un solo juego de cromosomas. Son las células reproductoras o germinales.

Células madre

Células capaces de renovar su propia población y de diferenciarse para producir varios tipos de células especializadas en una línea de diferenciación creciente. Un ejemplo son las células madre de la médula ósea, que dan lugar a todas las estirpes de células maduras de la sangre y el sistema linfático.

Células procariotas

Células que no poseen verdadero núcleo por lo que los cromosomas se encuentran dispersos en el citoplasma.

Células somáticas

Son aquellas que forman los tejidos y órganos de un ser vivo, procedentes de células madre originadas durante el desarrollo embrionario y que sufren un proceso de proliferación celular y muerte celular regulada genéticamente.

Central Nuclear

Central de producción de electricidad en la que la energía eléctrica se genera por transformación de energía térmica, obtenida a su vez de una reacción de fisión nuclear en cadena en uno o varios reactores nucleares.

Centro Nacional de Dosimetría

Unidad Técnica de Protección Radiológica autorizada por el Consejo de Seguridad Nuclear que realiza su función en las instalaciones de radiodiagnóstico de las instituciones sanitarias públicas de Castilla-La Mancha, la Rioja, Ceuta y Melilla. Es igualmente el mayor Servicio de Dosimetría Personal existente en España y uno de los mayores de Europa por su volumen de lecturas mensuales.

C.G.S.
Sistema Cegesimal de Unidades.

Ciclo celular
Secuencia de sucesos que conducen al crecimiento de la célula y posteriormente a la división en células hijas. También se le denomina ciclo de división celular.

Ciclo del combustible nuclear
Conjunto de operaciones industriales a las que se someten los materiales fisionables para su aprovechamiento en un reactor nuclear. Comprende desde las etapas de minería hasta las de gestión del combustible irradiado.

Ciclotrón
Acelerador de partículas de trayectoria circular usado para el bombardeo del núcleo de los átomos con lo que se producen transmutaciones y radiactividad artificial.

CIEMAT
Centro de Investigaciones Energéticas, Medio-ambientales y Tecnológicas.

Cigoto

Célula que resulta de la unión de las células sexuales masculina y femenina y a partir de la cual se desarrolla el embrión de un ser vivo.

Cilindro

Dispositivo para diafragmar y localizar el haz de radiación.

Citoplasma

Parte de la célula que rodea al núcleo y que está limitada por una membrana denominada membrana celular.

C.N.D.

Centro Nacional de Dosimetría.

Cobalto-60

Isótopo radiactivo del cobalto con un periodo de semidesintegración de 5,27 años que se utiliza, entre otras aplicaciones, como fuente de radiación en radioterapia médica.

Cobaltoterapia

Terapia en la que se utilizan las radiaciones gamma de una fuente encapsulada de cobalto-60 de alta actividad.

Coeficiente de atenuación lineal

Indicador de la atenuación sufrida por una radiación electromagnética (X ó gamma) al atravesar la materia. Variará en función de la densidad y el número atómico del material atravesado o interpuesto.

Colimación
Selección del área de estudio o campo de visión cuando se desea obtener una imagen radiográfica.

Colimador
Diafragma. Dispositivo para limitar o colimar el haz de radiación y seleccionar el campo de visión al realizar un estudio radiográfico.

Combustible nuclear
Material fisionable del que es posible extraer rápidamente el calor producido en su interior generado por una reacción nuclear en cadena.

Comité de examen ético
Comité formado por personas independientes encargado de asesorar sobre las condiciones de exposición y las restricciones de dosis que han de aplicarse a la exposición médica de los individuos expuestos con fines de investigación biomédica cuando no existe ningún beneficio directo para dichos individuos.

Compresor de helio
En Resonancia Magnética, dispositivo que mantiene estable, dentro de unos márgenes, la presión del helio líquido contenido en el criostato.

Concentración de actividad
Actividad de un radionucleido por unidad de masa o unidad de volumen.

Conductor eléctrico

Material que, al ofrecer poca resistencia al movimiento de las cargas eléctricas, se utiliza para conducir la corriente eléctrica.

Cono

Dispositivo para diafragmar y localizar el haz de radiación.

Consejo de Seguridad Nuclear

Único organismo español con competencias en materia de seguridad nuclear y protección radiológica. Su misión es proteger a los trabajadores, la población y el medio ambiente de los efectos nocivos de las radiaciones ionizantes, consiguiendo que las instalaciones nucleares y radiactivas sean operadas por los titulares de forma segura, y estableciendo las medidas de prevención y corrección necesarias para ello. Es independiente de la Administración Central del Estado y se rige por un Estatuto propio. Tiene personalidad jurídica, gestiona un patrimonio económico propio y se financia por medio de las tasas que recauda por los servicios prestados.

Contador de centelleo

Detector que cuenta los fotones producidos por la radiación ionizante en un líquido o cristal de centelleo mediante un tubo fotomultiplicador. El número de fotones emitidos es proporcional a la radiación que ha incidido sobre el detector.

Contador proporcional

Detector de radiación similar a una cámara de ionización, pero en el que la diferencia de potencial entre los electrodos es mayor que en ésta.

Contaminación radiactiva

Presencia indeseable de sustancias radiactivas en una superficie cualquiera o en una persona. En el caso de las personas puede ser contaminación externa o cutánea, cuando se ha depositado en el exterior, o interna cuando los radionucleidos han penetrado en el organismo por cualquier vía (inhalación, ingestión, heridas abiertas).

Contenedor

En instalaciones nucleares y radiactivas, es el recipiente diseñado para contener combustible irradiado o material radiactivo con el fin de facilitar su almacenamiento y transporte.

Contraindicaciones absolutas en RMN

Aunque resulta difícil establecer una clasificación de pacientes cuyo estudio está contraindicado en RMN podríamos considerar, como tales, a los portadores de marcapasos cardiacos, implantes cocleares, neuroestimuladores cerebrales y clips aneurismáticos cerebrales.

Conversión interna

Proceso de desintegración radiactiva que ocurre en aquellos núcleos pesados que ceden parte de su energía a un electrón próximo desplazándolo de su órbita y ocupando el lugar vacante otro electrón de una órbita más externa con la emisión de energía en forma de radiación característica.

Cortinillas plomadas

En los equipos de fluoroscopia, que trabajan con el intensificador de imagen arriba y el tubo de rayos debajo, faldillas plomadas que cuelgan de la mesa de exploración con el fin de proteger a los trabajadores expuestos de la radiación dispersa.

Corriente eléctrica
Magnitud física que nos indica la cantidad de electricidad que recorre un conductor durante una unidad de tiempo.

Criogenia
Disciplina científica que se ocupa del estudio de las temperaturas muy bajas y de las técnicas para producirlas.

Criógenos
Sustancias que se utilizan como refrigerantes en imanes superconductivos. Realizan su función a temperaturas próximas al cero absoluto (-273°C). El más utilizado, en la actualidad, es el Helio líquido.

Criostato
Aparato que sirve para mantener temperaturas muy bajas. En Resonancia Magnética se utiliza este término para referirse al recipiente que contiene el helio líquido utilizado para refrigerar electroimanes superconductivos.

Cromosomas
Orgánulos en forma de filamento que se hallan en el interior del núcleo de una célula eucariota y que contiene el material genético. El número de cromosomas es constante para las células de una misma especie.

Cristal semiconductor

Cristal (sólido en el que los elementos que lo constituyen están unidos por enlaces covalentes) de germanio o silicio, que a bajas temperaturas son aislantes pero que a medida que se eleva la temperatura, o bien por la adicción de determinadas impurezas, se comportan como conductores.

C.S.N.

Consejo de Seguridad Nuclear.

Cuanto de luz

Fotón.

Culombio

Unidad de carga eléctrica en el Sistema Internacional. Se define como la cantidad de carga transportada en un segundo por una corriente de un amperio de intensidad.

Cultura de la seguridad

Conjunto de características y actitudes en las entidades y los individuos que hace que, con carácter de máxima prioridad, las cuestiones de protección y seguridad reciban la atención que requiere su importancia.

Curio

Antigua unidad de actividad. La unidad actual en el Sistema Internacional es el becquerelio.

Curiterapia

Braquiterapia.

D

D

Daño nuclear
Pérdidas de vidas humanas, lesión corporal o perjuicio material que se produce como resultado directo o indirecto de la radiactividad o de su combinación con las propiedades tóxicas, explosivas o de otro tipo de los materiales radiactivos o de cualquier otra fuente de radiación.

Daño subletal
Daño producido por la radiación que no es letal por sí mismo y puede reparase, pero puede llegar producir la muerte de la célula por acumulación.

Decaimiento radiactivo
Proceso en el que un núcleo inestable se transforma en uno más estable, emitiendo partículas y/o fotones y liberando energía durante el proceso. Una sustancia que experimenta este fenómeno espontáneamente se denomina sustancia radioactiva.

Declaración
Obligación de presentar un documento a la autoridad competente para notificar la intención de llevar a cabo una práctica o cualquier otra actuación dentro del ámbito de aplicación del RPSCRI.

Decreto 2864/1968
Sobre cobertura de Riesgos Nucleares.

Delantal plomado
Pieza elaborada con materiales absorbentes de la radiación (plomo u otros materiales) que protege al operador durante la realización de una exploración con radiaciones ionizantes.

Depósito calórico
Primero de los efectos biológicos que se produce cuando un tejido absorbe la energía transmitida por la radiación que incide sobre él.

Desarrollo embrionario
Embriogénesis.

Descontaminación
Reducción, eliminación o limpieza de la contaminación de una superficie, objeto o persona. Se puede realizar mediante lavados con detergentes adecuados o se puede mantener aislado el objeto hasta que la radiactividad decae.

Desexcitación
Proceso espontáneo por el cual los electrones, previamente excitados, vuelven a saltar a niveles de energía más bajos emitiendo un fotón, y volviendo a una situación de estabilidad semejante a la inicial.

Desintegración α
Ver emisión α.

Desintegración β

Ver emisión β.

Desintegración β positiva

Emisión de positrones por parte de un núcleo radiactivo.

Desintegración radiactiva

Proceso espontáneo por el cual átomos de núcleos inestables disipan su exceso de energía emitiendo una partícula, capturando un electrón orbital o fisionándose. Son formas específicas de desintegración la desintegración alfa, la desintegración beta, la captura electrónica, la conversión interna, la transición isomérica y la fisión espontánea. Ver radiactividad.

Detector

Dispositivo destinado a detectar y cuantificar la radiación.

Detectores de ionización gaseosa

Detectores de radiación basados en la ionización producida por la radiación cuando esta incide sobre un volumen de aire u otro gas. La dosis recibida será proporcional a la ionización producida y, consecuentemente, a la corriente generada por los iones formados.

Detectores de película fotográfica

Detectores de radiación basados en la capacidad de la radiación para impresionar una película fotosensible. El grado de ennegrecimiento de la película será proporcional a la radiación recibida por el detector.

Detectores de semiconductores

Detectores de radiación basados en la aplicación de electrodos metálicos, en las caras opuestas de un cristal semiconductor, entre los que se establece una diferencia de potencial. Al incidir la radiación el sistema evoluciona como una cámara de ionización en la que la carga eléctrica se transporta por medio de pares electrón-hueco.

Detectores de termoluminiscencia

Detectores de radiación basados en la propiedad que poseen ciertos cristales (termoluminiscentes) de emitir luz cuando son irradiados. La luz emitida es proporcional a la cantidad de radiación que ha incidido sobre el detector.

Detrimento

Expresión matemática del daño que se puede producir en una exposición a radiaciones ionizantes. Estimación del riesgo de reducción de la duración o de la calidad de vida en un segmento de la población, tras haber sido expuesta a la radiación ionizante.

Deuterio

Isótopo del hidrógeno que presenta un protón, un neutrón y un electrón.

Diafragma

Dispositivo para limitar el área o tamaño del campo de exploración.

Diagnóstico por Imagen

Rama de la medicina en la que, utilizando diferentes agentes físicos y sus propiedades, se obtienen imágenes del interior del cuerpo humano con fines diagnósticos y/o terapéuticos. Incluye diferentes modalidades como la radiología, la resonancia magnética, los ultrasonidos, la medicina nuclear y la radioterapia.

Diferencia de potencial

Tensión eléctrica. Magnitud física que cuantifica la diferencia de potencial eléctrico entre dos puntos. En el tubo de rayos X se establece entre el cátodo y el ánodo.

Diferenciación celular

Proceso por el cual las células de una estirpe celular concreta sufren modificaciones en su expresión génica, hasta adquirir la morfología y las funciones de un tipo celular específico y diferente al resto de tipos celulares del organismo.

Disparo

En Radiodiagnóstico, acción de realizar una exposición con radiación X.

Dispersión

Cambio de dirección que sufre la radiación X al interaccionar con la materia debida al Efecto Compton.

División celular

Mitosis. Fenómeno complejo por el que el material celular se divide en partes iguales entre las dos células hijas.

Dosimetría

Técnica para determinar la dosis de radiación absorbida.

Dosimetría de área

Vigilancia de la radiación en el ambiente de trabajo para estimar las dosis individuales recibidas por los trabajadores expuestos pertenecientes a la categoría B.

Dosimetría de investigación

Dosimetría reservada, a petición expresa de un Servicio de Protección Radiológica, para la estimación de las dosis con fines de estudio o investigación.

Dosimetría de puesto de trabajo rotatorio

Dosimetría reservada para la estimación de las dosis en aquellos puestos de trabajo que puedan ser desempeñados de forma esporádica, rotatoria y/o provisional por uno o varios trabajadores expuestos de categoría B.

Dosimetría no personal

Consiste en medir, por puestos de trabajo, las dosis que reciben los trabajadores en su trabajo diario. Está destinada a estimar las dosis recibidas, en lugares o puestos de trabajo, no directamente relacionadas con una persona determinada. Se realiza con dosímetros de solapa.

Dosimetría personal

Consiste en medir, persona a persona, las dosis que reciben los trabajadores en su trabajo diario. Se realiza con dosímetros de solapa.

Dosímetro

Dispositivo, instrumento o sistema que puede utilizarse para medir o evaluar la dosis absorbida o la dosis equivalente.

Dosímetro ambiental

Sistema de detección usado para realizar una vigilancia radiológica ambiental.

Dosímetro de investigación

Dosímetro de termoluminiscencia, calibrado en magnitudes de dosis equivalente personal o de vigilancia ambiental, cuya lectura se utiliza por ejemplo para verificar los blindajes de la instalación. No será utilizado nunca para la asignación de dosis a trabajadores expuestos.

Dosímetro de puesto de trabajo

Dosímetro de termoluminiscencia, calibrado en magnitudes de dosis equivalente personal, utilizado para la estimación y posterior asignación de dosis a los trabajadores de categoría B en el ámbito sanitario. Cada dosímetro estará asociado a un equipo de rayos X. Los trabajadores expuestos se lo colocarán en el momento de efectuar una exploración radiográfica. Requerirá o no la aplicación de factores de corrección por tiempos de permanencia.

Dosímetro individual

Detector de radiación que se utiliza para estimar de forma directa las dosis recibidas por una persona concreta. Se realiza con dosímetros de solapa y dosímetros de muñeca.

Dosímetros de solapa

Dosímetros termoluminiscentes, con filtros para corrección energética, que se usan para la estimación de las dosis equivalentes profunda y superficial.

Dosímetros de muñeca

Dosímetros utilizados para la estimación de la dosis en extremidades. El material termoluminiscente utilizado es Fluoruro de Litio sin filtros.

Dosis

Cantidad de radiación recibida o absorbida por un material determinado.

Dosis absorbida

Cantidad de energía cedida por la radiación ionizante a la materia por unidad de masa. En el Sistema Internacional la unidad es el Gray (Gy) que equivale a 1 Julio/Kg. Antiguamente la unidad que se utilizaba era el Rad (1 Gray = 100 Rad).

Dosis colectiva

Es el producto del número de individuos expuestos a una fuente de radiación por el promedio de las dosis individuales. La unidad es el Sievert por persona.

Dosis comprometida

Es la dosis efectiva que recibirá una persona durante los próximos 50 años (70 años en el caso de los niños) a consecuencia de la cantidad de material radiactivo que ha incorporado a su organismo. Se mide en Sievert (Sv).

Dosis efectiva

Suma ponderada de las dosis equivalentes medias, recibidas en los distintos órganos o tejidos, teniendo en cuenta la radiosensibilidad de los mismos.

Dosis equivalente

Producto de la dosis absorbida por factores modificantes que tienen en cuenta las características de la radiación. La unidad de dosis equivalente en el Sistema Internacional es el Sievert (Sv).

Dosis equivalente profunda

Dosis equivalente en tejido blando, a una profundidad determinada, apropiada para medir la radiación fuertemente penetrante. Se recomienda una distancia en profundidad de 10 mm, y suele conocerse con la abreviatura Hp (10).

Dosis equivalente superficial

Dosis equivalente en tejido blando, a una profundidad determinada, apropiada para radiación débilmente penetrante. Se aconseja una distancia en profundidad de 0,07 mm, y se reconoce mediante las letras Hs (0'07).

Dosis evitable

La dosis que puede ahorrarse como consecuencia de una acción protectora; es decir, la diferencia entre la dosis prevista si se realiza la acción protectora y la previsible si ésta no se realiza.

Dosis genética

Es la dosis que guarda relación con la carga genética de una población y se calcula por el producto de la dosis anual genéticamente significativa y la edad media de procreación, que se estima en 30 años.

Dosis umbral

Valor que una vez superado provoca la aparición de un determinado efecto biológico.

D.S.E.

Dosis en la superficie de entrada al paciente. Dosis absorbida en el centro del haz en la superficie de entrada de la radiación en un paciente sometido a examen radiológico. Presenta valores distintos para cada región anatómica y se expresa en mGy.

E

Dosis efectiva.

Eco

En Resonancia Magnética, señal que se recoge en la antena un cierto tiempo después de la emisión del pulso de radiofrecuencia y que se utiliza para crear la imagen.

Ecografía

Modalidad diagnóstica que utiliza como fuente de energía los ultrasonidos.

Efecto anódico

Variación de la intensidad de la radiación emitida, dependiendo del ángulo con que se emite respecto al ánodo. La intensidad del haz disminuye rápidamente desde el rayo central hasta el ánodo, debido en parte a que los rayos producidos a una pequeña profundidad del ánodo deben atravesar un mayor espesor hasta la superficie y por ello se atenúan. Debe ser utilizado en la práctica para compensar los diferentes volúmenes de las estructuras anatómicas, optimizando la imagen radiológica así obtenida (por ejemplo, en una Rx de fémur el enfermo debe de colocarse con la cabeza hacia el cátodo ya que la parte más gruesa del fémur va a recibir más radiación que la parte menos gruesa).

Efecto biológico

Daño o alteración producido, directa o indirectamente, por la radiación (ionizante o no ionizante) en el tejido biológico cuando ésta incide sobre él o cuando el tejido absorbe toda o parte de la energía de dicha radiación.

Efecto Compton

Consiste en el aumento de la longitud de onda de un fotón de rayos X cuando choca con un electrón libre y pierde parte de su energía. En la interacción el fotón cambia de dirección (dispersión). Este efecto es el responsable de la radiación dispersa.

Efecto fotoeléctrico

Consiste en la emisión de electrones por parte de un material al impactar sobre él fotones de radiación electromagnética (rayos X, radiación gamma). En el choque, la energía del fotón incidente es absorbida. Este efecto es el responsable de la atenuación del haz de rayos.

Efecto misil

Símil que se utiliza para describir lo que ocurre cuando, por descuido o negligencia, un objeto con susceptibilidad magnética positiva se introduce en la sala del imán y es atraído con fuerza por el campo magnético.

Efectos biológicos estocásticos

Efectos biológicos probabilísticos. Son los que presentan una relación dosis-efecto de naturaleza probabilística. No presentan dosis umbral, la probabilidad depende de la dosis y la gravedad es independiente de esta.

Efectos biológicos no estocásticos

Efectos biológicos deterministas. Son los que se caracterizan por una relación directa entre la dosis y el efecto. Se manifiestan cuando la dosis recibida supera un determinado valor o dosis umbral. Su gravedad depende de la dosis recibida.

Efectos hereditarios o genéticos

Los que se pueden transmitir a los descendientes del individuo irradiado, siempre y cuando sus células germinales se hayan visto afectadas.

Efectos somáticos

Los que se expresan solo en el individuo irradiado pero no en sus descendientes, al no verse afectadas sus células germinales.

Efluentes radiactivos

Residuos radiactivos evacuados en forma líquida o gaseosa.

Electroimanes

Son los imanes que crean el campo magnético a través de una corriente eléctrica. Pueden ser resistivos y superconductivos.

Electroimanes resistivos

Electroimanes construidos con bobinas por los que circula corriente eléctrica continua de alta intensidad. Tienen un alto consumo eléctrico y se refrigeran por agua. Se ponen en marcha al comenzar la jornada de trabajo y se apagan cuando finaliza la misma.

Electroimanes superconductivos

Electroimanes basados en la propiedad que poseen determinadas aleaciones metálicas, como por ejemplo el Niobio-Titanio, de perder su resistencia al paso de la corriente eléctrica cuando son enfriadas a temperaturas próximas al cero absoluto ($0°K = -273° C$). Utilizan Helio líquido como refrigerante. Consiguen campos magnéticos más elevados y mucho más uniformes que los imanes resistivos.

Electrón

Partícula subatómica, situada en órbitas alrededor del núcleo, cargada negativamente y cuya masa es despreciable comparada con la del protón y la del neutrón.

Electrón-voltio

Unidad de energía que corresponde a la energía cinética adquirida por un electrón cuando se le acelera con una diferencia de potencial de 1 voltio. ($1 eV = 1.6 \times 10_{-19} J$).

Elemento químico

Sustancia que no puede ser dividida, mediante una reacción química, en sus partes constituyentes sin perder su identidad química. Todos los átomos de esa sustancia presentan el mismo número de protones en el núcleo.

Elemento radiactivo

Radionucleido. Radioisótopo. Isótopo radiactivo.

Elementos artificiales

Elementos químicos producidos mediantes transmutaciones provocadas por el hombre (americio, californio, tecnecio, ununio…).

Embriogénesis

Desarrollo embrionario. Proceso que conduce a la formación de un organismo pluricelular a partir del cigoto.

Embrión

En los seres vivos de reproducción sexual, óvulo fecundado en las primeras etapas de su desarrollo.

Emergencia

Situación fuera de control que se presenta por el impacto de un desastre.

Emergencia radiológica

Situación que requiere medidas urgentes con el fin de proteger, a los trabajadores, a los miembros del público o a la población en general, de los efectos de las radiaciones ionizantes.

Emisión alfa

Emisión de una partícula alfa (núcleos de átomos de helio) por un núcleo radiactivo al desintegrarse, perdiendo dos protones y dos neutrones, con lo que el núcleo original reduce en 2 unidades su número atómico Z y en 4 su masa atómica A.

Emisión beta

Emisión de una partícula beta (electrón o positrón) por un núcleo radiactivo al desintegrarse.

Emisión de neutrones

Proceso de desintegración radiactiva en el que se conservan las características químicas del átomo pero la masa atómica (A) disminuye en una unidad.

Empresa externa

Cualquier persona física o jurídica, distinta del titular de la instalación, que haya de efectuar actividades de cualquier tipo en una zona controlada de una instalación nuclear o radiactiva.

Empresas de Venta y Asistencia Técnica

Entidades que prestan servicios relacionados con la protección radiológica. Realizan sus actividades para las instalaciones de rayos X con fines de radiodiagnóstico medico de personas o animales.

Emulsión de una película

Capa activa de una película fotosensible. Está formada por haluros de plata en diferentes proporciones. En ella se producen las reacciones químicas que conducen a la formación de la imagen latente.

Encuesta de compatibilidad magnética

Formulario que debe rellenar el paciente antes de someterse a una exploración por Resonancia Magnética cuya finalidad será confirmar o descartar la existencia de circunstancias que puedan poner en riesgo su salud y/o reducir la calidad de las imágenes obtenidas. Ha de ser firmado por el paciente como prueba de que lo que ha reseñado en el mismo es veraz.

Endurecimiento del haz

Proceso consistente en eliminar del haz de radiación la porción más blanda del espectro por medio de filtros.

Energía

Magnitud física que expresa la capacidad de un sistema para producir trabajo y calor. Su unidad en el Sistema Internacional es el Julio (1 eV = 1,6 x 10-19 Julio). Según la forma o el sistema físico en que se manifiesta puede ser electromagnética, térmica, eléctrica, luminosa, mecánica, química, nuclear, etc.

Energía cinética

Energía que posee un cuerpo debido a su movimiento.

Energía nuclear

Energía contenida en los núcleos de los átomos, que se libera en una reacción nuclear, como fisión, fusión o desintegración radiactiva.

Energía potencial

En contraposición a la energía cinética, la energía potencial es la energía asociada a la posición que tienen los cuerpos y no a su movimiento.

Enriquecimiento

Proceso que permite aumentar en un mineral la concentración de un isótopo determinado de un elemento. Por ejemplo, el uranio del combustible nuclear se somete a enriquecimiento, para aumentar el porcentaje del isótopo ^{235}U desde el 0,7% natural al 3-5% necesario para el funcionamiento del reactor.

Equipo de RMN

Conjunto de elementos imprescindibles para realizar exploraciones de Resonancia Magnética. Dichos elementos son el imán, los gradientes magnéticos, el sistema de radiofrecuencia, el software para programar las secuencias, procesar la señal y reconstruir la imagen, el monitor, el inyector de contraste y el software para realizar el posprocesado de la imagen.

Equipo radiactivo

Dispositivo que emite radiaciones ionizantes, bien por contener un material radiactivo, bien porque estas radiaciones se producen durante su funcionamiento normal.

Equipos de rayos X

Equipos eléctricos que comprenden un generador de rayos X y uno o más tubos de rayos X.

Equipos de rayos X fijos
Son aquellos que se utilizan con carácter estacionario en locales o vehículos.

Equipos de rayos X móviles o portátiles
Aquellos que son susceptibles de desplazarse a los lugares en que se requiera su empleo.

Escopia
Sufijo que significa acto de examinar.

Especialista en radiofísica hospitalaria
Titulado superior que posee la especialidad médica de Radiofísica hospitalaria.

Espectro continuo
Mezcla de fotones de rayos X cuyas energías aumentan de forma continua. Es propio de la radiación de frenado emitida en el tubo de Rayos X.

Espectro discreto
Distribución de fotones de rayos X que poseen una energía concreta. Es propio de la radiación característica emitida en el tubo de Rayos X. Estos fotones se superponen al espectro continuo dando lugar al espectro de rayos X (espectro discreto más espectro continuo).

Espectro electromagnético
Conjunto de todas las radiaciones electromagnéticas. La radiación electromagnética es una forma de transporte de energía que no necesita de un soporte material. La más cono-

cida es la luz visible. Sin embargo, la radiación electromagnética incluye, además las ondas de radio, microondas,
rayos X, etc. Todos estos tipos de radiaciones electromagnéticas son de la misma naturaleza diferenciándose en su frecuencia y por tanto en su energía.

Espesor de semirreducción

Capa hemirreductora. Espesor de una sustancia dada que
reduce a la mitad la intensidad de un cierto tipo de radiaciones, cuando es interpuesto en la trayectoria de las mismas.

Estado excitado

Estado de un átomo, molécula o núcleo cuya energía es mayor que la energía mínima, que es la que corresponde al estado fundamental. Se produce tras haber absorbido energía
proveniente de alguna fuente emisora.

Estado fundamental

Estado de un núcleo, átomo, molécula o grupo de átomos
que se encuentran en su nivel energético más bajo posible.

Estudiantes o personas en formación

Personas que en el seno o fuera de una empresa reciben formación o enseñanza para ejercer un oficio o profesión relacionado, directa o indirectamente, con actividades que pudieran implicar exposición a radiaciones ionizantes.

Etapa de enfermedad manifiesta

Tercera etapa tras una irradiación total aguda del organismo.
Se presentan los síntomas concretos de los sistemas lesiona-
dos.

Etapa latente

Segunda etapa tras una irradiación total aguda del organismo. Se caracteriza por la ausencia de síntomas y puede durar desde algunas horas hasta varias semanas.

Etapa prodrómica

Primera etapa tras una irradiación total aguda del organismo. Cuadro inespecífico de astenia, anorexia, nauseas, vómitos, febrícula, etc, que se produce entre las 24 - 48 horas tras la irradiación total del organismo.

EURATOM

Comunidad Europea de la Energía Atómica.

eV

Electrón-voltio.

Examen previo de salud

Reconocimiento médico al que se somete a toda persona que vaya a ser asignada a un puesto de trabajo que implique un riesgo de exposición, con el fin de comprobar que no presenta ninguna incompatibilidad y decidir su aptitud.

Excitación

Proceso en el que un núcleo, electrón, átomo, ion o molécula absorbe energía de tal forma que pasa a un estado energético mayor que su estado fundamental, llamado estado excitado. En Resonancia Magnética, absorción de energía, por parte de los núcleos de hidrógeno, como consecuencia de la emisión de un pulso de radiofrecuencia.

Exploración/Prueba diagnóstica
Estudio complementario solicitado por un médico y que se realiza al paciente, tras explorarle y valorar sus antecedentes médicos, para descartar o confirmar un diagnóstico clínico.

Exposición (irradiación)
Acción y efecto de someter a las personas a las radiaciones ionizantes. Puede ser interna o externa, continua o única y global o parcial.

Exposición (magnitud)
Medida de la intensidad de la radiación en el aire, cuantificada según la cantidad de ionización presente en una masa determinada de aire. Carga total de los iones del mismo signo producidos en una masa de aire. En el Sistema Internacional la unidad es el Culombio/kg. La unidad utilizada antiguamente era el Roentgen.

Exposición accidental
Exposición de personas como resultado de un accidente, aunque no dé lugar a superación de alguno de los límites de dosis establecidos. No incluye la exposición de emergencia.

Exposición continua
Exposición externa prolongada cuya tasa puede, sin embargo, variar con el tiempo, o la exposición interna resultante de una incorporación permanente cuya intensidad varía con el tiempo.

Exposición crónica
Exposición persistente en el tiempo.

Exposición de emergencia

Exposición voluntaria de personas que realizan una acción urgente, necesaria para prestar ayuda a personas en peligro, prevenir la exposición de un gran número de personas o salvar una instalación o bienes valiosos, y podría implicar la superación de alguno de los límites de dosis individuales establecidos para los trabajadores expuestos.

Exposición del público

Exposición recibida por miembros del público de fuentes de radiación, excluyendo cualquier exposición médica u ocupacional y el fondo radiactivo natural.

Exposición especialmente autorizada

Exposición individual superior a los límites de dosis que en condiciones excepcionales podrá ser autorizada por el CSN. Estará limitada en el tiempo y circunscrita a determinadas áreas de trabajo.

Exposición externa

Exposición del organismo a fuentes emisoras de radiaciones ionizantes exteriores a él.

Exposición global

Exposición homogénea del cuerpo entero.

Exposición interna

Exposición del organismo a fuentes de radiaciones ionizantes colocadas en su interior.

Exposición médica

Exposición recibida por los pacientes como parte de su propio diagnóstico o tratamiento y por las personas que voluntariamente ayudan en la asistencia y bienestar de los pacientes.

Exposición natural

Exposición producida por fuentes naturales de radiación que incluye la radiación cósmica y las fuentes de radiación terrestres. El promedio mundial de la dosis efectiva debida a la exposición natural es de 2,4 mSv por año.

Exposición normal

Exposición que se prevé se recibirá en las condiciones normales de funcionamiento de una instalación o una fuente.

Exposición ocupacional

Exposición de los trabajadores (profesionalmente expuestos) durante el desarrollo de su trabajo.

Exposición parcial

Exposición localizada esencialmente sobre una parte del organismo o sobre uno o más órganos o tejidos, o la exposición del cuerpo entero no homogénea.

Exposición potencial

Exposición que no se prevé que se produzca con seguridad, sino con una probabilidad de ocurrencia que puede estimarse con antelación.

Exposición total

Suma de las exposiciones externa e interna.

Exposición única

Exposición externa de corta duración o exposición interna resultante de una incorporación de radionucleidos durante un periodo corto de tiempo.

Factor de ocupación

En el cálculo de blindajes contra las radiaciones ionizantes, es el tiempo de ocupación de la zona a proteger.

Factor de ponderación de la radiación

Factor por el que hay que multiplicar la dosis absorbida para tener en cuenta los diferentes efectos que producen las mismas dosis absorbidas de distinto tipo de radiaciones. El resultado es la dosis equivalente.

Factor de ponderación de los tejidos

Factor por el que hay que multiplicar la dosis equivalente recibida por los distintos órganos y tejidos del organismo para obtener la dosis efectiva del conjunto del cuerpo humano.

Factor de uso

En el cálculo de blindajes contra las radiaciones ionizantes, es la fracción de tiempo que el haz incide sobre la barrera.

Factores de exposición
En radiodiagnóstico los diferentes parámetros (diferencia de potencial, intensidad de corriente y tiempo) que intervienen en la formación del haz de rayos X.

Fantoma
Artilugio, aparato o elemento utilizado para el calibrado de equipos de imagen y que contiene, en su interior, elementos de características similares a los del organismo.

Fibrosis Sistémica Nefrogénica
Se trata de una enfermedad debilitante para la cual no existe tratamiento efectivo y que está directamente relacionada con la inyección de gadolinio, en exploraciones de resonancia magnética, a pacientes con problemas renales previos.

Filtración (del haz de rayos)
Reducción de la intensidad de un haz de rayos al interponer algún material absorbente en su recorrido.

Filtración añadida
Filtración del haz de rayos conseguida añadiendo materiales absorbentes de diferentes espesores a la salida del haz de rayos.

Filtración inherente
Filtración que realiza el propio vidrio del tubo de rayos, el aceite que rodea al tubo y el cristal de la coraza en la ventana de salida del haz.

Filtración total
Suma de las filtraciones inherente y añadida.

Filtros
Materiales que se interponen en la trayectoria del haz de rayos X y absorben los fotones poco energéticos. Pueden diferenciarse dos tipos de filtración: inherente y añadida.

Física
Ciencia que estudia las propiedades de la materia y de la energía y establece las leyes que explican los fenómenos naturales, excluyendo los que modifican la estructura molecular de los cuerpos.

Física nuclear
Rama de la física que estudia las propiedades y el comportamiento de los núcleos atómicos.

Fisión nuclear
Reacción nuclear consistente en la división de un núcleo pesado en dos partes (raramente en más), llamados productos de fisión, cuyas masas son del mismo orden de magnitud. Puede producirse espontáneamente, pero en general es provocada por absorción de rayos gamma o por un neutrón incidente con una determinada energía, y viene acompañada habitualmente de emisión de neutrones y de radiaciones gamma, y de la liberación de una importante cantidad de energía.

Fluorescencia
Fenómeno de emisión de fotones de luz visible por parte de algunos materiales cuando son excitados por radiaciones ionizantes.

Fluoroscopia
Técnica de imagen usada en medicina para obtener imágenes en tiempo real de las estructuras internas de los pacientes mediante el uso de un fluoroscopio.

Fluoroscopio
Aparato de rayos X que proporciona imágenes dinámicas del interior del cuerpo. Constan de una pantalla fluorescente acoplada a un intensificador de imágenes y a una cámara de video lo que permite que las imágenes sean grabadas y reproducidas en un monitor.

Fondo radiactivo natural
Conjunto de radiaciones ionizantes que existen en la naturaleza y que provienen de fuentes naturales terrestres o cósmicas.

Fotocátodo
Dispositivo, constituido por cesio, sodio o antimonio, que responde emitiendo electrones cuando absorbe fotones de luz visible.

Fotoelectrón
Electrón expulsado de la superficie de un material debido al Efecto Fotoeléctrico.

Fotón

Cuanto elemental de energía electromagnética. No tiene carga y carece de masa en reposo. Cada fotón posee y transporta una cantidad de energía que es proporcional a la frecuencia de su onda.

F.O.V.

Campo de visión.

Frecuencia de una onda

Número de ciclos que realiza la onda en cada segundo. Es inversamente proporcional a la longitud de onda. La unidad en el Sistema Internacional es el hertzio y equivale a un ciclo por segundo. Es la inversa del Periodo.

Frotis

Procedimiento para detectar contaminación radiactiva sobre una superficie. Consiste en frotar la superficie con un pequeño papel impregnado en un disolvente adecuado y medir la radiactividad extraída, habitualmente con un contador de centelleo.

Fuente

Equipo o sustancia capaz de emitir radiaciones ionizantes.

Fuente encapsulada

Fuente con sustancias radiactivas envueltas de material inactivo que evitan, en condiciones normales, la dispersión del material radiactivo. Ej: Co-60.

Fuente no encapsulada
Fuente que permite la dispersión de la sustancia radiactiva. Implica riesgo de irradiación y contaminación. Ej: I-131.

Fuentes radiactivas
Aparatos o sustancias capaces de emitir radiaciones ionizantes. Pueden ser naturales o artificiales.

Fuentes artificiales de radiación
Emisores de radiaciones ionizantes debidas a ciertas actividades humanas.

Fuentes naturales de radiación
Fuentes de radiación ionizante de origen natural, terrestre o cósmico.

Fuerzas electrostáticas
Fuerzas de atracción y/o repulsión entre cargas eléctricas en reposo. Van a depender del signo de las cargas y de la distancia entre ellas.

Fusión nuclear
Reacción nuclear por la que núcleos atómicos ligeros se unen, produciendo otros más pesados y liberando gran cantidad de energía.

G

Gameto
Célula reproductora masculina o femenina de un ser vivo.

Gammacámara
Equipo utilizado en Medicina Nuclear que permite obtener imágenes de un órgano al que previamente se ha incorporado un radionucleido.

Gammagrafía
Obtención de imágenes radiográficas a partir de la radiación gamma emitida por una fuente radiactiva. Aparte de su aplicación para fines de diagnóstico médico, se utiliza también en aplicaciones industriales. Los emisores gamma más utilizados para este fin son el cobalto-60, el iridio-192, el tulio-130 y el cesio-137.

Gammateca
Zona donde se almacena material radiactivo para su posterior utilización. Se denomina también Cámara Caliente.

Gauss
Unidad de inducción magnética en el sistema cegesimal (CGS). Como norma general se utiliza para campos de intensidad baja (por ejemplo, para los gradientes magnéticos).

Geiger-Müller

Detector de radiación que consiste en un tubo con electrodos y lleno de un gas. Cuando la radiación ioniza el gas interno se produce una descarga eléctrica entre los electrodos que se puede medir o contar. El número de descargas es proporcional a la intensidad de la radiación. La diferencia de potencial que existe entre los dos electrodos es mayor que en los contadores proporcionales.

Gen

Secuencia de ADN que constituye la unidad funcional para la transmisión de los caracteres hereditarios.

Generador de radiación

Dispositivo capaz de generar radiación tal como rayos X, neutrones, electrones u otras partículas cargadas, que puede utilizarse con fines científicos, industriales o médicos.

Generador de rayos X

Dispositivo que proporciona la energía que necesita el tubo de rayos X. Contiene un rectificador de corriente para transformar la corriente alterna, suministrada por la red eléctrica, en corriente continua; un transformador de alta tensión para el circuito cátodo-ánodo (transforma la corriente de 220V a 150.000V), y un transformador de baja tensión para el circuito del filamento (de 220V a 10V).

Genética

Ciencia que estudia los mecanismos de transmisión de los caracteres biológicos (herencia biológica) de generación en generación y cómo estos se expresan en cada persona. La

herencia biológica se encuentra en el ADN (ácido desoxirribonucleico) presente en cada una de nuestras células.

Genoma
Conjunto del material genético contenido en las células de
un organismo en particular. Por lo general, al hablar de ge-
noma en los seres eucarióticos nos referimos sólo al ADN
contenido en el núcleo, organizado en cromosomas.

Gestión de residuos radiactivos
Actividades administrativas y operacionales que implican la
manipulación, mantenimiento, tratamiento, acondiciona-
miento, transporte y almacenamiento definitivo de los residuos radiactivos, con el fin de proteger a las personas y el
medio ambiente contra las radiaciones que emiten.

Gradientes magnéticos
Electroimanes resistivos que se superponen al imán principal creando un campo magnético variable que se suma o res-
ta al campo magnético principal.

Gray
Unidad de dosis absorbida en el Sistema Internacional de
Unidades. $1Gy = 1 \ J/Kg$

Grupos de referencia
Grupos formados por personas cuya exposición a una fuente
es razonablemente homogénea y representativa de la exposición que reciben los individuos de la población más expuestos a dicha fuente.

Gy
Gray.

H

H
Dosis equivalente.

Haz de radiación
Conjunto de fotones de la misma naturaleza (haz de rayos X, haz de rayos γ, haz de luz visible, etc).

Haz de rayos X
Conjunto de fotones X, de diferentes energías, emitidos por el ánodo de un tubo de rayos al incidir sobre él los electrones acelerados provenientes del cátodo.

Haz emergente
Radiación residual. La que persiste después de atravesar un objeto o sujeto el haz incidente.

Haz incidente
Haz útil. El que proviene directamente de la fuente tras ser delimitado por colimadores, conos o cilindros.

Haz útil
Radiación directa tras ser delimitada por colimadores, conos o cilindros.

Helio gas

En Resonancia Magnética, estado al que pasa el helio líquido al producirse un calentamiento del conductor y, por tanto, una pérdida de superconductividad. Ha de ser evacuado al exterior para evitar accidentes.

Helio líquido

Criógeno utilizado para refrigerar imanes superconductivos.

Hertzio

Unidad de frecuencia de una onda en el Sistema Internacional. Equivale a un ciclo por segundo.

Hidrógeno

Primer elemento del Sistema Periódico. Átomo más sencillo que existe en la naturaleza. Consta de un solo protón en el núcleo y de un solo electrón orbital.

Hijo

Nucleido que se genera en una desintegración radiactiva.

Historial dosimétrico

Relación en la que se recogen las lecturas dosimétricas de toda la vida laboral del trabajador.

Hp (0,07)

Dosis equivalente personal superficial. La lectura de la dosis se realiza a 0,07 mm de profundidad.

Hp (10)
Dosis equivalente personal profunda. La lectura de la dosis se realiza a 10 mm de profundidad.

Hz
Hertzio.

I

I.A.E.A.
Siglas en inglés correspondientes a la Agencia Internacional de Energía Atómica.

I.C.N.I.R.P.
Siglas en inglés correspondientes a la Comisión Internacional sobre Protección Frente a Radiaciones No Ionizantes. Es una comisión científica independiente creada por la Asociación Internacional de Protección contra la Radiación (IRPA) para fomentar la protección contra la radiación no ionizante en beneficio de las personas y del medio ambiente. La ICNIRP es la organización no gubernamental oficialmente reconocida por la OMS y la Organización Internacional del Trabajo (OIT) para asuntos relativos a radiaciones no ionizantes.

I.C.R.P.
Siglas en inglés correspondientes a la Comisión Internacional de Protección Radiológica. Organismo dedicado al estudio de los efectos de las radiaciones ionizantes y del riesgo que

puede implicar su utilización en actividades diversas. Se encarga de elaborar recomendaciones, modificables a la luz de los conocimientos que se tienen en cada momento, y que frecuentemente son usadas por los distintos países para establecer sus propias legislaciones.

I.C.R.U.

Siglas en inglés correspondientes a la Comisión Internacional de Medidas y Unidades de radiación.

Imagen latente

Imagen generada por la interacción de la radiación X, y los fotones de luz emitidos por las pantallas intensificadoras, con las sales de plata de la emulsión de una película fotosensible. Recibe este nombre por tratarse de una imagen que existe pero no puede verse. Se hará visible tras el procesado de la película.

Imagen visible

Imagen obtenida tras el procesado de la imagen latente.

Imán

En Resonancia Magnética recibe este nombre el "dispositivo" que crea el campo magnético externo o campo magnético principal.

Incidente

Suceso no planificado durante el cual es probable que se superen las dosis recibidas habitualmente.

Incorporación

Proceso por el cual una sustancia radiactiva existente en el medio exterior, pasa a formar parte del cuerpo humano por inhalación, ingestión o a través de la piel.

Índice mitótico
Cociente que resulta de dividir el número de células que están en mitosis en un cultivo celular entre el número de células totales. Se expresa como porcentaje.

Inducción electromagnética
Fenómeno que origina la producción de una corriente eléctrica en un conductor cuando está expuesto a un campo magnético variable. El fenómeno fue descubierto por *Michael Faraday* quien lo expresó indicando que el valor de la tensión inducida es proporcional a la variación del flujo magnético (Ley de *Faraday*).

Inducción magnética
Fuerza que se ejerce, en el interior de un campo magnético, sobre los materiales magnéticos y sobre las partículas cargadas en movimiento.

I.N.E.S.
International Nuclear Event Scale. Escala Internacional para la clasificación de incidentes y accidentes que pudieran ocurrir en una instalación nuclear. La escala comprende 7 niveles, de menor a mayor gravedad.

Instalación de Rayos X
Es el equipo o conjunto de equipos de rayos X y los locales o vehículos donde se utilizan.

Instalación de Resonancia Magnética

Conjunto de elementos, necesarios para realizar exploraciones de RMN, ubicados en la sala del imán, sala de control y sala técnica.

Instalación nuclear

Ver central nuclear.

Instalación radiactiva

Cualquier local, laboratorio o fábrica en el que se manipulan, tratan, almacenan o producen materiales radiactivos; los aparatos productores de radiaciones ionizantes y, en general, cualquier clase de instalación que contenga un emisor de radiación ionizante. De acuerdo con esta definición, una sala de rayos X es una instalación radiactiva.

Instalaciones radiactivas de primera categoría

Son las instalaciones radiactivas del ciclo de combustible nuclear (fábricas de producción de uranio, torio y sus compuestos y fábricas de producción de elementos combustibles de uranio natural), así como las instalaciones industriales de irradiación.

Instalaciones radiactivas de segunda categoría

Son las instalaciones donde se manipulan o almacenan nucleidos radiactivos de alta actividad, que puedan utilizarse con fines científicos, médicos, agrícolas, comerciales o industriales; las instalaciones que utilicen aparatos de rayos X que puedan funcionar con una tensión superior a 200 kVp; y los aceleradores de partículas e instalaciones donde se utilicen fuentes de neutrones, siempre que no proceda su clasificación como de 1ª categoría.

Instalaciones radiactivas de tercera categoría

Son las instalaciones donde se manipulan o almacenan nucleidos radiactivos de baja actividad y las instalaciones en las que se utilicen aparatos generadores de rayos X cuya tensión de pico sea inferior a 200 kV.

Intensidad de corriente

Magnitud física. Cantidad de carga eléctrica que pasa a través del conductor por unidad de tiempo.

Intensificador de imagen

Dispositivo que recoge el haz de radiación emergente y lo transforma en luz visible a la vez que intensifica la imagen. Está formado por un tubo de vidrio, una carcasa metálica, el elemento fosforescente de entrada, un fotocátodo y el elemento fosforescente de salida.

Interfase

Intervalo del ciclo celular entre dos divisiones consecutivas.

Intervención

Toda acción encaminada a reducir o evitar la exposición o la probabilidad de exposición a fuentes que no formen parte de una práctica controlada o que se hallen sin control a consecuencia de un accidente.

In vitro

Pruebas realizadas exclusivamente en laboratorio.

In vivo

Pruebas realizadas en organismos vivos.

Ion

Átomo o molécula que ha perdido o ganado uno o varios electrones. No es eléctricamente neutro al poseer un exceso de cargas positivas o negativas.

Ionización

Fenómeno físico o químico por el que un átomo o molécula se transforma en un ion debido a la pérdida o ganancia de electrones.

I.R.P.A.

Asociación Internacional de Protección contra la Radiación.

Irradiación

Acción de exponer un material, objeto u organismo a cualquier tipo de radiación, frecuentemente radiaciones ionizantes.

Isóbaros

Átomos de elementos distintos que tienen igual número másico (A) pero distinto número atómico (Z).

Isodiáferos

Átomos de elementos distintos que tienen el mismo exceso de neutrones respecto a la cantidad de protones.

Isótonos

Átomos de elementos distintos que tienen el mismo número de neutrones en su núcleo.

Isótopos

Átomos de un mismo elemento que presentan el mismo número atómico pero distinto número másico. Difieren, por tanto, en el número de neutrones. Los hay estables e inestables y radiactivos. Existen isótopos naturales e isótopos artificiales.

Isótopos radiactivos

Radioisótopos. Isótopos inestables de algunos elementos que se transforman en elementos distintos mediante la emisión de partículas (α, β, neutrones) o de radiación gamma.

J
Julio

Jefe de Servicio de Protección Radiológica/ Unidad Técnica de Protección Radiológica

Persona responsable o al frente de un Servicio o Unidad Técnica de Protección Radiológica, que será acreditada a tal efecto, mediante un diploma expedido por el Consejo de Seguridad Nuclear.

Julio

Unidad de energía en el Sistema Internacional.

Justificación

Característica del Sistema de Limitación de Dosis por la que se recomienda no realizar actividades que supongan riesgo de exposición a menos que se derive un beneficio neto de ello.

Kerma

Acrónimo inglés de *kinetic energy released per unit mass* (energía cinética liberada por unidad de masa). Suma de las energías cinéticas iniciales de las partículas cargadas puestas en movimiento por radiación indirectamente ionizante, generalmente fotones y neutrones.

Kilovoltio

Unidad de tensión eléctrica o diferencia de potencial equivalente a mil voltios.

λ

Longitud de onda.

Latencia
Periodo que transcurre desde que un tejido biológico es irradiado hasta que se observan clínicamente los cambios biológicos. Depende de la dosis de radiación absorbida y puede variar desde algunas horas hasta incluso decenas de años.

Lectura dosimétrica
Valor calculado al leer la dosis recibida por un dosímetro durante un periodo de tiempo determinado.

L.E.T.
Linear Energy Transfer. Transferencia lineal de energía. Indica la cantidad de energía depositada en la materia cuando la radiación interacciona con ella. Depende tanto del tipo de radiación como de las características del material sobre el que actúa. Se expresa como la energía transferida por unidad de longitud (dE/dl).

Ley 25/64
Ley sobre Energía Nuclear.

Ley 15/80
Ley de creación del Consejo de Seguridad Nuclear.

Ley 14/86
Ley General de Sanidad.

Ley 31/95
Ley de Prevención de Riesgos Laborales.

Ley de Bergonie y Tribondeau

El efecto de las radiaciones ionizantes sobre las células es tanto mayor cuanto mayor sea su actividad mitótica, cuanto mayor sea su grado de indiferenciación y cuanto más largo sea su porvenir cariocinético, es decir, cuantas más divisiones deba cumplir para adoptar su forma y funciones definitivas.

Ley de la inversa del cuadrado de la distancia

Ley por la que se rige la propagación de las radiaciones X y gamma en el aire. Se podría enunciar de la siguiente manera: A medida que nos alejamos de una fuente, la intensidad de una radiación disminuye en la misma proporción en que aumenta el cuadrado de la distancia a dicha fuente. De la mima manera, a medida que nos acercamos a una fuente radiactiva la intensidad de la radiación aumenta en la misma proporción en que disminuye el cuadrado de la distancia a la fuente.

L.I.A.

Límite de incorporación anual.

Licencia de capacitación

Licencia específica concedida por el Consejo de Seguridad Nuclear al personal que manipule material o equipos radiactivos (Operador) y al que dirija dichas actividades (Supervisor) en una instalación radiactiva, según se establece en el *Reglamento sobre instalaciones nucleares y radiactivas* (RD 1836/1999).

Límite de incorporación anual

Actividad máxima de un radionucleido que puede ser incorporada anualmente por inhalación, ingestión o a través de la piel. Se expresa en unidades de actividad.

Límites de dosis

Límites fijados en el *Reglamento sobre Protección Sanitaria contra las Radiaciones Ionizantes*, para la dosis resultante de la exposición de los trabajadores profesionalmente expuestos y los miembros del público, no teniendo en cuenta las dosis debidas al fondo radiactivo natural y las exploraciones médicas a que hayan podido ser sometidos.

Línea de 5 gauss

En Resonancia Magnética representa la barrera de seguridad para los marcapasos cardiacos y suele coincidir con la puerta de acceso a la sala del imán.

Líneas de campo magnético o líneas de fuerza

Son las curvas con las que suelen representarse los campos magnéticos. Se trata de líneas imaginarias y van a definir tanto la dirección como la intensidad del campo magnético.

Lluvia radiactiva

Caída o deposición en la superficie terrestre de partículas radiactivas existentes en la atmósfera, procedentes de una explosión o accidente nuclear.

Localizadores

Dispositivos utilizados para diafragmar y dirigir el haz de radiación a una pequeña zona anatómica.

Longitud de onda

Distancia entre dos valles o crestas consecutivos de una onda. Es inversamente proporcional a la frecuencia de la onda y, por ello, a su energía. En el Sistema Internacional de Unidades se mide en metros.

Luz visible

Región del espectro electromagnético, visible para el ojo humano, que comprende ondas con longitudes desde los 780 nanometros de la luz roja a los 380 de la luz violeta.

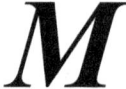

Magnetofosfenos

Sensación de fogonazos o destellos luminosos en la retina. Es un riesgo asociado a los campos magnéticos variables (campo magnético de los gradientes).

Magnitud física

En *Física*, reciben este nombre aquellas propiedades que pueden medirse y expresar su resultado mediante un número y una unidad.

Magnitud vectorial

Magnitud física que además de tener un valor numérico lleva asociada una dirección y un sentido. El campo magnético es una magnitud vectorial.

Materia

Cualquier tipo de entidad que forma parte del universo observable, tiene energía asociada, es capaz de interaccionar y tiene una localización espaciotemporal compatible con las leyes de la naturaleza. Toda materia está constituida por moléculas; éstas a su vez por átomos, y éstos por partículas elementales.

Material de Protección

Conjunto de útiles que se emplean para protegerse de los efectos perjudiciales de la radiación ionizante (delantales, gafas, guantes, mamparas, cortinillas, protectores gonadales, protectores tiroideos, protectores mamarios...).

Material genético

Cualquier *material* de origen vegetal, animal o microbiano que contenga información genética y que la transmita de una generación a la siguiente.

Material radiactivo

Según la legislación española, cualquier material que contiene sustancias que emiten radiaciones ionizantes. Según esta definición toda sustancia, incluido el ser humano, es material radiactivo ya que toda sustancia existente contiene isótopos radiactivos. Cuando se quiere expresar que un material radiactivo contiene radiactividad en una proporción tal que pueda ser necesaria la adopción de algún tipo de medida de cautela, el término utilizado es el de "sustancia radiactiva".

Materiales compatibles

Hasta hace unos pocos años, en resonancia magnética, se denominaba así a los materiales cuyo uso, desde el punto de vista de su interacción con el campo magnético, no suponía ningún tipo de peligro o riesgo.

Materiales incompatibles

Hasta hace unos años, en resonancia magnética, se denominaba de esta manera a los materiales cuyo uso, desde el punto de vista de su interacción con el campo magnético, suponía algún tipo de peligro o riesgo.

Materiales MR-condicionales

En Resonancia Magnética actualmente se denomina así a aquellos objetos que, en presencia de un campo magnético, ofrecen una seguridad condicionada. Son seguros en determinadas condiciones que han sido testadas. Se incluirían algunas sustancias o materiales paramagnéticos.

Materiales MR-no seguros

En Resonancia Magnética, actualmente, se designa así a los objetos no seguros. Incluiría todos los materiales que en presencia de un campo magnético pueden provocar lesiones debido a su peligrosidad. Serían las sustancias o materiales ferromagnéticos.

Materiales MR-seguros

En RMN, denominación actual para los objetos que ofrecen una completa seguridad en presencia de un campo magnético. No presentan componentes metálicos y por tanto no son conductivos. Serían los materiales plásticos.

Mecánica cuántica

Rama de la Física que explica el comportamiento de la energía y la materia a nivel atómico o de partículas. Explica y revela la existencia del átomo y los misterios de la estructura atómica, lo que la mecánica clásica no podía explicar debidamente.

Medicina Nuclear

Modalidad médica que utiliza los radioisótopos, como fuentes encapsuladas y no encapsuladas, con fines médicos de diagnóstico o terapia. Se usan "in vivo" (Servicios de Medicina Nuclear) o "in vitro" (Laboratorios de Radioinmunoanálisis).

Medios de contraste

En Diagnóstico por Imagen, sustancias que introducidas por vía oral o intravenosa se utilizan para definir mejor determinadas estructuras tisulares.

Meiosis

Proceso de formación de los gametos durante el cual una replicación de los cromosomas se continúa con dos divisiones nucleares que producen 4 células haploides.

Membrana celular

Doble capa constituida por fosfolípidos, glicolípidos y proteínas que rodea todas las células y contribuye a mantener el equilibrio entre el interior y el exterior de las mismas.

Miembros del público

Desde el punto de vista de la protección radiológica se consideran así a los trabajadores profesionalmente no expuestos, a los usuarios de instituciones sanitarias en tanto no sean objeto de exploraciones o tratamientos que impliquen el uso de radiaciones ionizantes, a los trabajadores expuestos fuera de su horario laboral y a cualquier otro individuo de la población.

Miliamperaje
Amperaje de escasa intensidad que aplicado al filamento de un tubo de rayos X hace que se caliente y libere electrones.

Mitosis
Replicación de una célula en dos células con idéntico conjunto de cromosomas.

Molécula
Conjunto eléctricamente neutro de al menos dos átomos, unidos por enlaces químicos covalentes o iónicos, que constituye la porción más pequeña de una sustancia pura y conserva todas sus propiedades.

Moléculas blanco/Moléculas diana
Moléculas con las que interaccionan la radiación directamente ionizante provocando la ionización de las mismas. Son moléculas blanco, por ejemplo, el agua y el oxígeno.

Morbilidad
Proporción de personas que enferman en un sitio y tiempo determinados.

Muerte celular

En radiobiología la muerte celular se entiende como muerte reproductiva, es decir, la pérdida de la capacidad de proliferación de una célula.

Muerte en interfase

Muerte de las células irradiadas antes de comenzar su división.

Muerte mitótica

Muerte celular que se produce durante la división siguiente a la irradiación de la célula.

Mutación

Cambio estable del ADN del núcleo celular. Las mutaciones en las células germinales pueden producir efectos en los descendientes. Las mutaciones en células somáticas pueden producir efectos en el individuo.

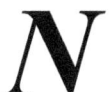

Necrosis

Degeneración de un tejido por la muerte de sus células.

Neutrino

Partícula neutra con masa próxima a cero. Son emitidos, por ejemplo, en las desintegraciones radiactivas del núcleo y su característica más significativa es que apenas interaccionan con la materia lo que hace que constantemente estamos siendo atravesados por neutrinos, generados en las reacciones nucleares solares, sin que notemos ningún efecto.

Neutrón

Partícula subatómica nuclear sin carga eléctrica neta que tiene, al igual que el protón, una unidad de masa atómica. Se encuentra en el núcleo atómico de todos los elementos químicos a excepción del protio (isótopo más abundante del hidrógeno). El número total de protones y neutrones en el núcleo de un átomo es el llamado número másico, A.

Nivel de helio

En resonancia magnética, volumen de helio en el interior del criostato expresado en tantos por ciento. Si descendiera por debajo del 50 % disminuiría la superconductividad de la bobina del imán y podría producirse una explosión del tanque que lo contiene (criostato). Si llegara a producirse esta situación, el helio se liberaría de manera brusca y se distribuiría con rapidez por la sala de exploración. El helio no es inflamable pero se produciría un desplazamiento del oxígeno y el paciente podría fallecer por anoxia, si no fuera sacado rápidamente de la sala del imán.

Nucleido o núclido

Especie atómica que presenta un número definido de protones y neutrones. Nombre genérico aplicado a todos los isótopos conocidos de los elementos químicos.

Núcleo atómico

Parte del átomo donde se concentra la mayor parte (99,9%) de la masa del mismo. Está formado por partículas cargadas positivamente denominadas protones y por partículas neutras, desde el punto de vista eléctrico, denominadas neutrones.

Núcleo celular

Estructura constituida por una doble envoltura, denominada membrana nuclear, que rodea al ADN de la célula separándolo del citoplasma. El medio interno se denomina nucleoplasma y en él están sumergidas, más o menos condensadas, las fibras de ADN (cromatina) y corpúsculos formados por ARN (nucléolos).

Núcleo de hidrógeno

Formado únicamente por un protón, es el núcleo atómico más sencillo que existe. En las aplicaciones médicas de la Resonancia Magnética las imágenes se obtienen a partir de la información que suministran los núcleos de hidrógeno, sometidos a un potente campo magnético, cuando devuelven al medio la energía de radiofrecuencia previamente absorbida.

Núcleo del reactor

Región de un reactor nuclear que contiene el combustible y en la que se produce la reacción de fisión nuclear y la liberación de calor.

Núcleo hijo/Nucleido hijo

En una serie o cadena radiactiva todos los núcleos comprendidos entre el núcleo padre y el último núcleo que, ya, es estable.

Núcleo padre/Nucleido padre
En una serie o cadena radiactiva el primer núcleo radiactivo que da comienzo a la serie.

Nucleones
Nombre genérico para designar al conjunto de protones y neutrones de un núcleo atómico (número másico).

Nucleótido
Compuesto orgánico que está formado por una base nitrogenada, un azúcar y ácido fosfórico. Los nucleótidos se dividen en en **ribonucleótidos** (cuando el azúcar es la ribosa) y **desoxiribonucleótidos** (si el azúcar es la desoxiribosa). Forman parte de la composición de los ácidos nucleicos.

Número atómico
Número de protones existentes en el núcleo atómico de un elemento químico. En un átomo eléctricamente neutro coincide con el número de electrones orbitales.

Número másico
Conjunto de protones y neutrones presentes en el núcleo de un átomo.

O

O.I.E.A.
Organismo Internacional de Energía Atómica.

O.M.S.
Organización Mundial de la Salud.

Onda electromagnética
Sinónimo de radiación electromagnética. Ordenadas de menor a mayor energía son las siguientes: ondas radioeléctricas, microondas, rayos infrarrojos, rayos luminosos visibles, rayos ultravioleta, rayos X, rayos gamma y radiación cósmica. Pueden propagarse a través de medios materiales o del vacío.

Onda mecánica
Onda que necesita de un medio material para propagarse.

Operador de una instalación radiactiva
Persona autorizada por el Consejo de Seguridad Nuclear que maneja el funcionamiento de una instalación radiactiva, así como los dispositivos de control y protección de la instalación bajo la inmediata dirección de un supervisor.

Optimización
Característica del Sistema de Limitación de Dosis que recomienda que todas las exposiciones a radiaciones ionizantes han de ser mantenidas en valores tan bajos como sea razonablemente posible.

P

Paciente
Persona que recibe los servicios de un médico u otro profesional de la salud, sometiéndose a una exploración diagnóstica, a un tratamiento o a una intervención quirúrgica.

Padre
En una cadena de desintegración nuclear primer **nucleido** de la cadena.

Pantalla
Dispositivo absorbente interpuesto en el trayecto de la radiación, para interceptarla total o parcialmente, cuya finalidad es la reducción de la dosis al otro lado del mismo.

Pantalla de refuerzo
Ver pantalla intensificadora.

Pantalla fluorescente
Superficie recubierta de una sustancia fluorescente que emite fotones de luz visible al absorber energía de una radiación ionizante.

Pantalla intensificadora
Lámina flexible compuesta por un material capaz de interaccionar con los rayos X en mayor proporción que una película radiográfica y convertir éstos en luz visible. Esta luz visible

es la que va a interaccionar con los haluros de plata de la emulsión de la película dando lugar a la imagen latente.

Parrilla antidifusora

Dispositivo que colocado entre el paciente y el receptor de imagen, absorbe radiación dispersa con lo que se consigue mejorar la calidad de la imagen radiológica obtenida. Ayudan, por tanto, a aumentar el contraste, a reducir el velo y a aumentar el detalle.

Partícula radiactiva

Radiación corpuscular emitida por el núcleo inestable de algunos elementos químicos (radiactivos).

Partículas alfa

Partículas fuertemente ionizantes que tienen una masa y una carga similar a un núcleo de helio. Están constituidas por 2 protones y 2 neutrones. Se generan por desintegración de átomos de elementos pesados como uranio, radio, radón y plutonio.

Partículas beta

Partículas cargadas, con la misma masa del electrón, emitidas por núcleos inestables durante el proceso de desintegración radiactiva. Si la carga es negativa son iguales al electrón y si son positivas se trata de positrones. Tienen mayor poder de penetración que las partículas alfa.

Partículas elementales

Actualmente este término se utiliza para referirse a aquellas partículas que no están constituidas por otras partículas más simples. Originariamente, el término se utilizó para describir a las partículas subatómicas como los protones, los neutrones y los electrones hasta que a partir de los años 70 del siglo pasado se demostró que tanto los protones como los neutrones son partículas compuestas de otras partículas más simples.

Partículas subatómicas
Nombre otorgado a los protones, neutrones y electrones.

Pedal hombre muerto
Tipo de pedal que se instala en los equipos de fluoroscopia y que garantiza que solo se emita radiación cuando se pisa sobre el mismo.

Película radiográfica
Material sensible a los rayos X y a determinadas longitudes de onda de la luz visible. Está formada por varias capas siendo la capa activa aquella que está constituida por una combinación de haluros de plata sensibles a estos tipos de radiación. Hasta la aparición de la Radiología Digital era el soporte más utilizado para representar estructuras anatómicas en Radiodiagnóstico.

Periodo biológico efectivo
Ver periodo efectivo de un radionucleido.

Periodo de una onda
Tiempo que tarda la onda en realizar un ciclo completo de oscilación. Es el inverso de la frecuencia.

Período de semidesintegración
Intervalo de tiempo necesario para que el número de átomos de un nucleido radiactivo se reduzca a la mitad por desintegración espontánea.

Periodo efectivo de un radionucleido
Tiempo necesario para que éste se reduzca a la mitad de su valor inicial, por efecto de su desintegración radiactiva y/o de su eliminación natural (orina, sudor, etc).

Persona en formación o estudiante
Toda persona que, no siendo trabajador, recibe formación o instrucción en el seno o fuera de una empresa para ejercer un oficio o profesión, relacionado directa o indirectamente con actividades que pudieran implicar exposición a radiaciones ionizantes.

Placa fotosensible
En general, cualquier dispositivo sensible a determinados tipos de luz sobre los que se puede representar una imagen.

Plan de emergencia
Conjunto de medidas a aplicar antes, durante y después de que se presente un accidente como respuesta al impacto del mismo.

Plomo
Elemento químico de número atómico 82 y símbolo Pb. Es un excelente material de blindaje contra los rayos X y la radiación gamma, mientras que es casi transparente para los neutrones.

Plutonio

De símbolo Pu, elemento metálico radiactivo que se utiliza en reactores y armas nucleares. Su número atómico es 94.

Población en su conjunto

Toda la población comprendiendo los trabajadores expuestos, los estudiantes y personas en formación, y a los miembros del público.

Porción blanda del espectro

Fotones menos energéticos de un haz de radiación.

Positrón

Partícula elemental de igual masa que el electrón pero con carga eléctrica positiva. No forma parte de la materia ordinaria, sino de la antimateria, aunque se produce en algunas transformaciones nucleares.

Potencia

Magnitud física. Cantidad de trabajo realizado por unidad de tiempo.

Potencial eléctrico

Trabajo que debe realizar una fuerza eléctrica para mover una carga positiva desde un punto a otro dividido por unidad de carga.

Práctica

Actividad humana que puede aumentar la exposición de personas a la radiación procedente de una fuente artificial, o de una fuente natural de radiación.

Precursor

En una cadena de desintegración, todo radionucleido anterior al considerado.

Presión del helio

Es fundamental que el helio en el interior del criostato se mantenga en estado líquido y dentro de unos márgenes de presión. La presión idónea se mantiene estable gracias a que el compresor no deja de funcionar en ningún momento. Si, debido a una avería, el compresor dejara de trabajar el helio se iría evaporando y sería evacuado al exterior a través de la chimenea conectada al equipo. Si la presión llegara a descender por debajo del valor indicado por el fabricante habría que suspender las exploraciones. Los valores normales de presión se encuentran entre las 2 y las 4 unidades PSI.

Procesado

Conjunto de pasos (revelado, fijado, lavado, secado) que transforma una imagen latente en una imagen visible.

Procesadora automática

Dispositivo electrónico en cuyo interior tienen lugar los distintos pasos que constituyen el procesado de una película radiográfica (revelado, fijado, lavado y secado).

Producto de fisión

Nucleido formado directamente en la fisión de elementos pesados o por desintegración radiactiva de otros, producidos a su vez en la fisión.

Producto dosis-área

Producto del área de la sección transversal de un haz de radiación por la dosis promedio administrada, que se emplea en radiodiagnóstico como medida de la energía impartida.

Programa de garantía de calidad

Conjunto de controles periódicos dirigidos a garantizar que las condiciones de trabajo no se deterioren y a que los procedimientos de trabajo sean óptimos.

Protección civil

Sistema por el que cada país proporciona la protección y la asistencia para todos ante cualquier tipo de desastre o accidente relacionado con él, así como la salvaguarda de los bienes y del medio ambiente.

Protección radiológica

Actividad multidisciplinar de carácter científico y técnico que tiene como objetivo la protección de las personas y del medio ambiente contra los efectos perjudiciales que pueden resultar de la exposición a las radiaciones ionizantes (y cada vez más de la exposición a radiaciones no ionizantes). Dicho objetivo debe llevarse a cabo con ayuda de las normas legales existentes y sin limitar de forma indebida las prácticas beneficiosas de la exposición a las radiaciones.

Proteinas

Biomoléculas constituidas por largas cadenas de aminoácidos. Realizan múltiples funciones, imprescindibles, para el normal desarrollo del metabolismo celular.

Protio

Isótopo del hidrógeno que presenta un protón y un electrón.

Protocolo médico

Seguimiento médico realizado a los trabajadores profesionalmente expuestos con el fin de conseguir la detección precoz de determinados síntomas y signos, la identificación de factores de riesgo concomitantes y el despistaje y diagnóstico precoz de determinadas alteraciones previniendo, de esta forma, la aparición de ciertas patologías.

Protón

Partícula subatómica, con carga eléctrica positiva, que se encuentra en el núcleo atómico de todos los elementos químicos. El número total de protones, presentes en un núcleo atómico, constituye el número atómico Z.

Pruebas de aceptación y de puesta en servicio

Pruebas que se realizan en la adquisición de nuevo equipamiento. Tienen como objeto el verificar que se cumplen las especificaciones técnicas y de funcionamiento declaradas por el fabricante en la oferta de compra. La aceptación con éxito del equipamiento da inicio al período de garantía.

Pruebas de constancia

Pruebas que tienen como objeto la verificación de la constancia en el tiempo de los diferentes parámetros físicotécnicos del equipamiento. La periodicidad depende del tipo de prueba (diarias, semanales, mensuales, trimestrales, anuales, etc.). Tanto la periodicidad como la tolerancia de los resultados de cada prueba vienen descritas en los protocolos de actuación en control de calidad y dosimetría física.

Cuando se observa una desviación superior a la tolerancia se toman las medidas necesarias para restablecer el estado de referencia anterior.

Pruebas de estado

Pruebas que se realizan antes de la puesta en funcionamiento para uso clínico del nuevo equipamiento. Tienen como finalidad el establecer un estado de referencia, recabando todos aquellos datos físico-técnicos necesarios para poder iniciar su uso clínico. Las pruebas de referencia o estado también se realizan en aquellos casos en que el equipamiento ya en uso sufra modificaciones importantes que puedan alterar su estado de referencia inicial.

PSI

Pounds-force per Square Inch. Unidad de presión en el sistema anglosajón de unidades (una atmósfera de presión equivale a un bar y un bar a 14,50 PSI). Muchos equipos de Resonancia Magnética utilizan esta unidad para expresar la presión del helio.

Pulsadores de bajada del campo magnético

Interruptores, tipo "seta", que se encuentran en el interior de la sala del imán protegidos por una tapa y, que al ser pulsados, provocan una bajada brusca del campo magnético (Quench).

Pulso de radiofrecuencia

Recibe este nombre la emisión, por parte de una antena emisora, de energía de radiofrecuencia de duración del orden de los microsegundos y que al ser absorbida por los núcleos de hidrógeno hace que éstos entren en resonancia. La frecuencia del pulso será igual a la Frecuencia de Larmor o Frecuencia de Resonancia de los núcleos que se pretenda excitar.

Puntos calientes

En resonancia magnética se denominan puntos calientes a aquellas zonas del cuerpo (manos, pies...) en las que existe riesgo de que se produzcan pequeñas quemaduras como consecuencia de la emisión de los pulsos de radiofrecuencia. Se pueden prevenir separando las manos del cuerpo utilizando para ello, si fuera necesario, almohadillas no conductoras.

Q

Quench

En resonancia magnética, evaporación brusca del helio líquido e inmediata evacuación al exterior, a través de una válvula de seguridad. Pérdida de superconductividad del campo magnético.

Quench accidental

Si se produjera un descenso significativo del nivel de helio líquido el conductor comenzaría a calentarse y se produciría una pérdida de la superconductividad. El calor generado aumentaría la temperatura del helio, de manera que si superara su punto de ebullición se transformaría en gas y aumentaría de volumen, haciendo necesaria su evacuación. Estaríamos ante un *quench* accidental en el que la evacuación del helio vendría provocada por una pérdida brusca de la superconductividad.

Quench **provocado**
Si, por negligencia, un objeto pesado o voluminoso quedara pegado al imán habría que provocar una pérdida de la superconductividad; es decir, habría que bajar el campo magnético. Si existiera riesgo para alguna persona, atrapada en el interior del imán, se bajaría el campo de manera brusca, pulsando cualquiera de las "setas" de bajada de campo que se encuentran en el interior de la sala del imán, protegidas por una tapa para que no se accionen de manera accidental. Si no hubiera riesgo para las personas se realizaría una bajada gradual del campo magnético, llevada a cabo por personal cualificado, hasta que el objeto pudiera ser retirado sin problemas.

R

R
Roentgen.

Rad
Unidad antigua de dosis absorbida. La unidad actual en el Sistema Internacional es el Gray. 1 Gray = 100 rad.

Radiación

Energía emitida por un foco emisor que se propaga en el espacio en forma de partículas de alta velocidad y/o ondas electromagnéticas.

Radiación blanda

Radiación poco energética que, puesto que sería absorbida por los tejidos más superficiales del paciente y no participaría en la formación de la imagen, es eliminada por medio de filtros antes de salir por la ventana de la fuente de radiación.

Radiación característica

Emisión de radiación X, en un espectro discreto, que se produce cuando un electrón proyectil desplaza un electrón de la órbita interna de un átomo diana dejando al átomo ionizado.

Radiación cósmica

Radiación que se produce en las reacciones nucleares que ocurren en el sol y en las demás estrellas.

Radiación de fondo

Conjunto de radiaciones que constituyen la radiación natural.

Radiación de frenado

Fotones de rayos X, distribuidos en un espectro continuo, que son emitidos por el ánodo del tubo de rayos cuando los electrones, provenientes del cátodo, son frenados por los núcleos atómicos del ánodo.

Radiación de fuga

Es la radiación que emerge de los blindajes de protección de la fuente.

Radiación directa

Es la que proviene directamente de la fuente radiactiva.

Radiación directamente ionizante

Partículas con cargas eléctricas (α y β) que interaccionan directamente con los electrones y el núcleo de moléculas blanco produciendo la ionización de las mismas.

Radiación dispersa

Radiación que se produce al chocar el haz útil con los objetos que se encuentran en su recorrido.

Radiación electromagnética

Energía que se propaga a través del espacio en línea recta como una doble onda (eléctrica y magnética), ambas en la misma fase.

Radiación gamma

Radiación electromagnética producida en el fenómeno de desintegración radiactiva. Es muy energética, y con un poder de penetración considerable, siendo necesarios blindajes de hormigón para poder detenerla.

Radiación indirectamente ionizante

Partículas sin cargas eléctricas (fotones, neutrones) que al atravesar la materia interaccionan con ella produciendo partículas cargadas, siendo éstas las que ionizan a otros átomos.

Radiación ionizante

Conjunto de radiaciones de naturaleza corpuscular o electromagnética que en su interacción con la materia producen iones, directa (partículas alfa, partículas beta negativas, positrones) o indirectamente (fotones X y gamma).

Radiación natural

Radiación que existe en la naturaleza sin intervención humana. Las principales fuentes de radiación natural son la radiación cósmica y los materiales radiactivos naturales presentes en la tierra y las rocas.

Radiación no ionizante

Radiación sin energía suficiente para ionizar la materia pero que puede producir excitaciones electrónicas. Se aplica a la porción del espectro electromagnético que posee energías de fotón demasiado débiles para romper las uniones atómicas. Incluye la radiación ultravioleta (UV), la luz visible, la radiación infrarroja, las radiofrecuencias (RF) y microondas (MW), los campos de frecuencias extremadamente bajas (ELF), y los campos eléctricos y magnéticos estáticos.

Radiación primaria

Radiación ionizante emitida directamente por el blanco o por una fuente radiactiva. Haz útil o haz incidente.

Radiación residual

En Radiología Médica, aquella parte del haz de radiación que queda después de haber pasado el plano de la superficie receptora de imagen y de cualquier dispositivo importante de medición, o en Radioterapia, la que emerge de la parte del cuerpo intencionadamente irradiada. Haz emergente. Parte del haz útil que emerge de un objeto o sujeto tras ser atravesado por el haz incidente.

Radiación secundaria

Radiación ionizante emitida por la materia como resultado de una interacción de la radiación primaria con dicha materia. Radiación de fuga y/o radiación dispersa.

Radiación X

Radiación electromagnética de alta energía y muy penetrante que se produce de manera artificial en un tubo de vacío, por la acción de electrones sobre metales. Se trata de una radiación indirectamente ionizante. La radiación X es de naturaleza idéntica a la radiación gamma pero mientras la radiación gamma procede de cambios energéticos ocurridos en el interior del núcleo atómico, la radiación X se origina por procesos atómicos exteriores al núcleo.

Radiactividad

Emisión de radiación ionizante (partícula alfa, beta o neutrón generalmente acompañada de un fotón gamma) de manera espontánea por parte de un núcleo inestable. Se le llama, también, desintegración radiactiva.

Radiactividad natural

Aquella que existe en la naturaleza sin que haya existido intervención humana. Puede provenir de materiales radiactivos existentes en la Tierra desde su formación (primigenios) o de materiales radiactivos generados por la interacción de los rayos cósmicos con materiales de la Tierra que originalmente no eran radiactivos (cosmogénicos).

Radicales libres

Átomos o grupos de átomos que tienen un electrón (e-) desapareado con capacidad de aparearse, por lo que son muy reactivos. Recorren el organismo intentando robar un electrón de las moléculas estables, con el fin de alcanzar su estabilidad electroquímica. Una vez que el radical libre ha conseguido robar el electrón que necesita para aparear su electrón libre, la molécula estable que se lo cede se convierte a su vez en un radical libre, por quedar con un electrón desapareado, iniciándose así una verdadera reacción en cadena que destruye nuestras células. La vida biológica media del radical libre es de microsegundos, pero tiene la capacidad de reaccionar con todo lo que esté a su alrededor provocando un gran daño a las moléculas y a las membranas celulares.

Radiobiología

Ciencia que estudia los fenómenos que se producen en los seres vivos tras la absorción de energía procedente de las radiaciones ionizantes. Estos fenómenos abarcan las lesiones que se producen y los mecanismos que pone en funcionamiento el organismo para compensar dichas lesiones.

Radiocirugía

Tipo de tratamiento de radiología terapéutica que usa haces muy focalizados de radiación para tratar tumores, y otras lesiones, en un tratamiento de sesión única.

Radiodiagnóstico

En sentido estricto, especialidad médica que utiliza los rayos X para generar imágenes del cuerpo con fines diagnósticos. No es infrecuente utilizar este término como sinónimo de Diagnóstico por Imagen, en cuyo caso incluiría también las técnicas que emplean ultrasonidos y campos magnéticos y de radiofrecuencia como fuentes para generar la imagen.

Radiofármaco
Componente básico marcado radioactivamente que se utiliza para producir una imagen de medicina nuclear.

Radiofísica
Rama de la física que se ocupa de todos los aspectos relacionados con las radiaciones y sus efectos. En el ámbito sanitario existe la especialidad de Radiofísica Hospitalaria que se ocupa de todos los aspectos relacionados con el uso de las radiaciones en medicina.

Radiofísico hospitalario
Profesional sanitario que en grandes centros se encarga, fundamentalmente, del control de calidad de los equipos y de la vigilancia dosimétrica.

Radiofrecuencia
Porción menos energética del espectro electromagnético que incluye las ondas con frecuencias entre 3 kHz y 300 GHz. Es la radiación electromagnética utilizada para excitar los núcleos de hidrógeno en estudios de RMN.

Radiografía
Imagen, de una estructura anatómica, registrada bien en una película fotosensible o en formato digital.

Radiografía industrial
Técnica que permite obtener imágenes de un objeto al ser

éste atravesado por los rayos X. Por extensión se aplica a cualquiera que sea el tipo de radiación ionizante utilizada.

Radioinmunoanálisis
Técnica de análisis de muestras biológicas en el laboratorio, empleando como reactivos materiales radiactivos relacionados con el sistema inmunológico.

Radioisótopo
Radionucleido. Isótopo radiactivo.

Radiolísis
Disociación o ruptura de una molécula como resultado de la radiación.

Radiología
Especialidad médica que se ocupa de generar imágenes del interior del cuerpo mediante diferentes agentes físicos (rayos X, ultrasonidos, campos magnéticos) y de utilizar estas imágenes para el diagnóstico y el tratamiento de las enfermedades. Se la denomina, también, Radiodiagnóstico y Diagnóstico por Imagen.

Radioluminiscencia
Propiedad que tienen algunas sustancias de absorber la energía de las radiaciones ionizantes, para emitir después parte de esa energía como luz visible.

Radionucleido
Nucleido radiactivo. Isótopo natural o artificial que por ser inestable emite radiación electromagnética o partículas de

alta energía (alfa, beta o neutrones), de forma espontánea hasta alcanzar la estabilidad (estado de mínima energía).

Radioprotector
Sustancia química que reduce las consecuencias de la irradiación de un tejido.

Radioscopia
Técnica radiográfica de obtención de imágenes que utiliza la propiedad que tienen los rayos X de generar fluorescencia, al interactuar con algunas sustancias.

Radioscopia discontinua/Radioscopia pulsada
Durante un estudio radioscópico, emisión de radiación sólo cuando se necesita obtener información, o lo que es lo mismo de manera intermitente.

Radiosensibilidad
Diferente sensibilidad que muestra cada tejido y/o estirpe celular a la radiación ionizante.

Radioterapia
Rama de la medicina que se ocupa fundamentalmente del tratamiento de procesos neoplásicos con el concurso de radiaciones ionizantes (rayos X, rayos gamma, partículas alfa).

Radiotoxemia
Síndrome de irradiación crónica.

Radiotoxicidad

Toxicidad debida a las radiaciones ionizantes emitidas por un radionucleido incorporado y por sus productos derivados.

Radón

Elemento químico natural (gas noble) de número atómico $Z = 86$. Es el principal causante de la contaminación radiactiva del personal que trabaja en las minas y fábricas de uranio.

Rayos Cósmicos

Radiación proveniente del espacio. Atraviesan casi todos los materiales. La dosis media que una persona recibe al año por esta radiación es de 0,25 miliSievert (mSv).

Reacción nuclear

Interacción entre núcleos atómicos, núcleos atómicos con partículas elementales o partículas elementales entre sí. La desintegración radiactiva es el tipo más simple de reacción nuclear.

Reacción nuclear en cadena

Sucesión de fisiones nucleares que ocurren de forma casi simultánea. Tienen lugar porque uno de los agentes que provocan la reacción (generalmente un neutrón) es producto de otra de estas reacciones. Supongamos que en una fisión nuclear se liberan 2 neutrones. Estos neutrones pueden fisionar 2 nuevos núcleos atómicos, de donde se liberan 4 nuevos neutrones, los que a su vez harán impacto sobre 4 núcleos atómicos, y así sucesivamente.

Reactor nuclear

Instalación capaz de iniciar, mantener y controlar las reacciones nucleares de fisión en cadena que tienen lugar en el núcleo del reactor.

Real Decreto 1132/1990

Medidas fundamentales de protección radiológica de las personas sometidas a exámenes y tratamientos médicos.

Real Decreto 1841/1997

Criterios de calidad en medicina nuclear.

Real Decreto 1566/1998

Criterios de calidad en radioterapia.

Real Decreto 1836/1999

Reglamento de Instalaciones Nucleares y Radiactivas.

Real Decreto 1976/1999

Criterios de calidad en radiodiagnóstico.

Real Decreto 783/2001

Reglamento sobre protección sanitaria contra las radiaciones ionizantes.

Real Decreto 815/2001

Justificación del uso de las radiaciones ionizantes para la protección radiológica de las personas con ocasión de exposiciones médicas.

Real Decreto 1085/2009
Reglamento sobre instalación y utilización de aparatos de rayos x con fines de diagnóstico médico.

Real Decreto 1439/2010
Modificación del Reglamento sobre protección sanitaria contra las radiaciones ionizantes.

Recarga
Proceso mediante el que se sustituyen los elementos de combustible nuclear gastado, del núcleo del reactor, por elementos de combustible frescos.

Reconocimientos periódicos
Revisiones médicas que con carácter anual, o menor si se considerara oportuno, se realiza a los trabajadores profesionalmente expuestos para comprobar su aptitud frente al trabajo con radiaciones ionizantes.

Regla de los diez días
"Toda mujer fértil con posibilidades de estar embarazada debe realizarse las radiografías en los diez días siguientes del comienzo de la menstruación".

Rem
Antigua unidad de dosis equivalente y de dosis efectiva. En el Sistema Internacional ha sido sustituido por el Sievert. 1 Sv = 100 rem.

Reparación
Recuperación de la integridad de las macromoléculas dañadas por la radiación. Cuando en radiobiología se habla de reparación solemos referirnos al ADN.

Replicación
Proceso de duplicación del ADN.

Residuo radiactivo
Cualquier material o producto de desecho, para el que no está previsto ningún uso, que contiene o está contaminado con material radiactivo en concentraciones o niveles de actividad superiores a los establecidos por las autoridades competentes. Se suele aplicar a los materiales sólidos, mientras que los residuos radiactivos que se evacuan al medio ambiente, en forma líquida o gaseosa, se denominan "efluentes radiactivos".

Resonancia Magnética
Fenómeno físico por el cual ciertas partículas, como los electrones y los protones, y los núcleos atómicos con un número impar de protones y/o un número impar de neutrones pueden absorber energía de radiofrecuencia, de manera selectiva, cuando son colocados bajo un potente campo magnético.

Resonancia Magnética Nuclear
Modalidad diagnóstica en la cual las imágenes se obtienen a partir de la información que suministran los núcleos de hidrógeno (sometidos a un intenso campo magnético) durante su relajación, tras haber absorbido energía de radiofrecuencia.

Retraso mitótico

Demora en la entrada en la fase de mitosis de las células que han sido dañadas.

R.F.

Radiofrecuencia.

Riesgo

Es el resultado de la evaluación, generalmente probabilística, de que las consecuencias o efectos de una determinada amenaza excedan valores prefijados.

Riesgo nuclear

Contingencia o posibilidad de que ocurra un daño nuclear. Si este riesgo es superior al admisible se denomina riesgo indebido.

RMN

Resonancia Magnética Nuclear.

Röentgen

Unidad de exposición antigua. Actualmente la unidad en el Sistema Internacional es el Culombio/kg.

Roentgenterapia

Utilización con fines terapéuticos de rayos X de baja o media energía (generadores funcionando como máximo a 250 kV).

Rotura doble de cadena
Daño en el ADN que afecta a las dos cadenas de nucleótidos e implica la pérdida de pares de bases complementarias completos.

Rotura simple de cadena
Daño en el ADN que afecta sólo a una de las cadenas de nucleótidos, de modo que la cadena complementaria resulta intacta.

R.P.S.C.R.I.
Reglamento de Protección Sanitaria contra las Radiaciones Ionizantes.

Ruido acústico
Ruido característico de los equipos de RM y que es debido a los gradientes en el momento de su instauración. Dependiendo del tipo de secuencia utilizada será más o menos molesto. La intensidad normal oscila entre los 65 y los 95 decibelios, pero pueden alcanzarse intensidades próximas a los 130 dB.

Sala del imán
En resonancia magnética, sala en la que se realiza la exploración a los pacientes. En ella se encuentran situados el imán principal, el sistema de gradientes y el sistema de radiofrecuencia.

S.A.R.
Specific Absortion Rate. Tasa de absorción de energía por unidad de peso, como consecuencia de los pulsos de radio-frecuencia emitidos en estudios de resonancia magnética. Se expresa en W/kg de peso corporal.

Secuencia de pulsos
Sucesión de módulos básicos en los que se combinan pulsos de RF y pulsos de gradiente de valores determinados y separados, entre ellos, por espacios de tiempo convenientes.

Seguridad nuclear
Conjunto de normas y prácticas que se utilizan para la ubicación, proyecto, control y funcionamiento de instalaciones nucleares o radiactivas sin riesgo indebido.

Señal
En Resonancia Magnética, voltaje inducido por los cambios magnéticos que se producen durante la relajación de los núcleos de H y que es recogido en la antena receptora.

S.E.P.R.
Sociedad Española de Protección Radiológica.

Serie radiactiva
Conjunto de núcleos radiactivos desde el núcleo padre, que inicia la serie, hasta el último núcleo que ya será estable. Se conocen cuatro series radiactivas; tres de ellas existen en la naturaleza (torio, uranio-radio y uranio-actinio) y la cuarta, la del neptunio, había desaparecido pero las pruebas nucleares la han hecho reaparecer.

Servicio de Dosimetría Personal

Entidad responsable de la lectura e interpretación de las medidas obtenidas con dispositivos de vigilancia individual de dosis o de la medida de radiactividad recibida por el cuerpo humano a partir de muestras biológicas. Dichas entidades han de ser expresamente autorizadas por el CSN.

Servicio de Protección de Riesgos Laborales

Servicio Médico Especializado para la vigilancia de la salud de los trabajadores incluyendo la del personal expuesto a radiaciones ionizantes.

Servicio de radiología básica (Tipo I)

Según los criterios de la OMS, servicio de radiología propio de centros rurales u hospitales pequeños. En ellos se realizan radiografías pero no radioscopia.

Servicio de radiología general (Tipo II)

Según los criterios de la OMS, servicio de radiología que permite realizar casi todo tipo de estudios ya que incluye radioscopia. Se exceptúan exploraciones muy especializadas como, por ejemplo, angiografías.

Servicio de radiología especializada (Tipo III)

Según los criterios de la OMS, servicio de radiología propio de un gran hospital. Permite realizar todo tipo de exploraciones, algunas de ellas de gran exposición radiológica, como la angiografía.

Servicios de Protección Radiológica
Entidades que se constituyen con carácter interno en las empresas titulares de una instalación compleja (por ejemplo una central nuclear) o de varias instalaciones radiactivas (por ejemplo las existentes en un gran hospital) con el fin de realizar de forma centralizada y homogénea las funciones de protección radiológica. Han de ser expresamente autorizados por el Consejo de Seguridad Nuclear.

Shielding
Apantallamiento magnético.

S.I.
Sistema Internacional de Unidades.

Sievert
Unidad de dosis efectiva y de dosis equivalente en el Sistema Internacional (1 Sv = 1 J·/Kg; 1 Sv = 100 rem).

Síndrome
Conjunto de síntomas característicos de una enfermedad.

Síndrome agudo de irradiación
Síntomas y efectos, incluida la muerte, que acontecen tras la irradiación aguda del organismo entero. Se distinguen tres síndromes: el síndrome de la médula ósea, el síndrome gastrointestinal y el síndrome del sistema nervioso central.

Síndrome de la médula ósea
Cuando, tras la irradiación de todo el organismo, la muerte se produce al cabo de 30-60 días como consecuencia de la

lesión del sistema hematopoyético al destruirse la médula ósea (dosis 3-5 Gy).

Síndrome de irradiación crónica

Radiotoxemia. Es la respuesta a la radiación que se presenta, durante el tratamiento con radioterapia a pacientes con cáncer, al aplicar grandes dosis en áreas corporales muy amplias (abdomen, cerebro, tórax). Se caracteriza por nauseas, mareos, vómitos, diarreas, cefalea, anorexia y fiebre que suele ceder con corticoides o con la finalización del tratamiento.

Síndrome del sistema gastrointestinal

Cuando la irradiación provoca la muerte al cabo de 10-20 días como consecuencia de la destrucción de la mucosa intestinal (dosis 5-15 Gy).

Síndrome del sistema nervioso central

Cuando la muerte ocurre en 1-5 días, con una sintomatología clínica compatible con un cuadro de hipertensión endocraneal (dosis superiores a 15 Gy).

Sistema Cegesimal de Unidades

Sistema de unidades basado en el centímetro, el gramo y el segundo. Llamado también CGS (acrónimo de estas tres unidades) ha sido casi totalmente desplazado por el Sistema Internacional de Unidades aunque se sigue utilizando en determinados campos científicos y técnicos.

Sistema de antenas

En Resonancia Magnética Nuclear, conjunto de antenas encargadas de transmitir los pulsos de radiofrecuencia y de recoger los ecos.

Sistema de gradientes

En Resonancia Magnética Nuclear, conjunto de bobinas resistivas integradas en el denominado anillo de gradientes y que son las responsables de inducir el campo magnético variable (gradientes magnéticos).

Sistema de limitación de dosis

Conjunto de recomendaciones publicado por la ICRP en 1977 y cuyas principales características son la justificación de las exploraciones, la optimización de los valores de exposición y la limitación individual de la dosis recibida por el paciente y el profesional.

Sistema de radiofrecuencia

En Resonancia Magnética Nuclear, sistema responsable de la generación, transmisión y recepción de los pulsos de radiofrecuencia. Incluye la unidad de señal de radiofrecuencia, el amplificador de potencia y el sistema de antenas.

Sistema de refrigeración del compresor de Helio

En los equipos de Resonancia Magnética, se trata de un sistema de entrada y salida de agua de tal forma que el agua que entra enfría el compresor y, a continuación, sale del mismo tras haber aumentado unos grados su temperatura.

Sistema Internacional de Unidades

Sistema de Unidades, heredero del antiguo Sistema Métrico Decimal, que se usa en la inmensa mayoría de países del mundo.

Sistema Periódico

Ordenación de los elementos químicos según su número atómico y dispuestos de tal modo que resulten agrupados los que poseen propiedades químicas análogas.

Sobredosis

Recibe este nombre la superación de los límites de dosis y lleva aparejada la realización de controles médicos especiales.

Solenoide

Hilo conductor en forma de espiral que, al conseguir en su isocentro un campo magnético muy homogéneo, es el más utilizado en los equipos de Resonancia Magnética Nuclear.

Spin

Propiedad intrínseca de las partículas al igual que la carga o la masa. El valor del spin de un núcleo estará en función del número de protones y de neutrones que contenga. Los protones y neutrones dentro del núcleo tienden, por apareamiento, a la anulación del spin total ya que se trata de una situación muy favorable desde el punto de vista energético. Las partículas elementales (electrones, protones y neutrones) tienen spin de valor ½. Todas las partículas con spin no nulo tienen asociado un vector momento magnético.

Spines

En RMN se utiliza como sinónimo de núcleos de hidrógeno.

S.P.R.

Servicio de Protección Radiológica.

S.P.R.L.

Servicio de Protección de Riesgos Laborales.

Superconductividad

Propiedad que presentan ciertas sustancias (algunos metales y materiales cerámicos) de no ofrecer resistencia al paso de la corriente eléctrica cuando son enfriadas a temperaturas próximas al cero absoluto (-273,15°C).

Superconductor

Material que transporta corriente eléctrica sin ninguna pérdida.

Supervisor de una instalación radiactiva

Persona con licencia otorgada por el Consejo de Seguridad Nuclear, que dirige el funcionamiento correcto de la Instalación y la actividad de los operadores.

Susceptibilidad magnética

Propiedad de los cuerpos materiales que nos indica la tendencia a magnetizarse de cualquier sustancia cuando se la coloca en el interior de un campo magnético externo. De acuerdo con esta propiedad todas las sustancias pueden clasificarse en tres grandes grupos: Diamagnéticas, Paramagnéticas y Ferromagnéticas o Superparamagnéticas.

Sustancia nuclear

En la legislación española, nombre que se aplica al combustible nuclear, con excepción del uranio natural y del uranio empobrecido, y a los productos y desechos radiactivos.

Sustancia radiactiva

Material que contiene radiactividad en una proporción tal que hace necesaria la adopción de algún tipo de medida de protección. En la legislación española, sustancia nuclear.

Sustancias diamagnéticas

Son las que presentan una susceptibilidad magnética menor que 0. En su interior el campo magnético es menor que el campo magnético al que están sometidos. En general no se mueven al ser colocados en un campo magnético o tienden a desplazarse, mínimamente, hacia las regiones donde el campo magnético es menor. Como ejemplos podemos destacar la plata, el oro, el titanio, el platino, la silicona, el aluminio y el tungsteno o wolframio. Este grupo de materiales tiene mucha importancia pues, cada vez con mayor frecuencia, se utilizan técnicas intervencionistas en RMN que requieren el uso de materiales compatibles dentro del campo magnético.

Sustancias paramagnéticas

Sustancias con una susceptibilidad magnética mayor que 0. En su interior el campo magnético es mayor que el campo al que está sometido y tienden a desplazarse hacia las zonas donde el campo magnético es mayor. Podemos destacar algunos iones metálicos como el cobre, el manganeso y el gadolinio (estos dos últimos utilizados como contrastes exógenos en Resonancia Magnética Nuclear).

Sustancias superparamagnéticas o ferromagnéticas

Sustancias con una susceptibilidad magnética mucho mayor que 0. Son aquellas que son atraídas con fuerza por el campo magnético. Hierro, níquel y cobalto son las tres únicas sustancias que conforman esta categoría. Son "totalmente" incompatibles en RMN.

Sv
Sievert.

T

T1/2
Periodo de semidesintegración.

Tamaño del campo
Área o dimensión del campo exploratorio una vez que el haz de rayos ha sido limitado con la ayuda de diafragmas, localizadores, conos o cilindros.

Tasa de dosis absorbida
Energía depositada en un punto por unidad de masa y unidad de tiempo. La unidad es el Gy/seg y sus submúltiplos.

Tasa de dosis equivalente

Dosis equivalente en función del tiempo. La unidad es el Sv/seg y sus submúltiplos.

Técnico experto en protección radiológica
Persona debidamente cualificada, que forma parte de un Servicio o Unidad Técnica de Protección Radiológica y que, bajo la dirección del Jefe de Servicio o Unidad Técnica de Protección Radiológica, realiza las actividades propias de dicho Servicio o Unidad.

Teleterapia /Telegammaterapia
Radioterapia en la cual la fuente de irradiación está a cierta distancia del paciente en equipos de grandes dimensiones, como son la bomba de cobalto y el acelerador lineal de electrones.

Termoluminiscencia
Fenómeno mediante el cual determinadas sustancias cristalinas, como el fluoruro de litio, el fluoruro de calcio o el sulfato de calcio, emiten luz al calentarlas a una temperatura inferior a la de incandescencia.

Tesla
Unidad de inducción magnética en el Sistema Internacional (SI). Se utiliza cuando hacemos referencia a campos magnéticos de cierta entidad.

Titular o responsable de una instalación
Según el Reglamento de Instalaciones Nucleares y Radiactivas, persona natural o jurídica que dirige una instalación radiactiva.

Tomografía
Modalidad diagnóstica en la que se obtienen imágenes seccionales.

Tomógrafo computerizado
Equipo que utilizando radiación X permite obtener imágenes seccionales del cuerpo en distintos planos anatómicos. Se le denomina TAC, TC y CT.

Tomógrafo por Resonancia Magnética
Equipo de RMN con el que se obtienen imágenes seccionales del cuerpo en distintos planos anatómicos. Recibe denominaciones diversas (resonador, magneto, máquina de resonancia, imán).

Tomograma
Imagen producida en una Tomografía.

T.P.E.
Trabajador profesionalmente expuesto.

Trabajadores externos
Cualquier trabajador, clasificado como trabajador expuesto, que efectúe actividades de cualquier tipo en la zona controlada de una instalación nuclear o radiactiva y que esté empleado de forma temporal o permanente por una empresa externa o que preste sus servicios en calidad de trabajador por cuenta propia.

Trabajador profesionalmente expuesto
Cualquier persona que, por las circunstancias en que se desarrolla su trabajo, está sometida a un riesgo de exposición con

posibilidad de recibir dosis superiores a alguno de los límites de dosis para miembros del público.

Trabajadores Profesionalmente Expuestos categoría A

Aquellos trabajadores expuestos que "pueden recibir" una dosis efectiva superior a 6 mSv/año (o una dosis equivalente superior a 3/10 de los límites de dosis para el cristalino, la piel y las extremidades).

Trabajadores Profesionalmente Expuestos categoría B

Aquellos trabajadores expuestos que es "muy improbable" que reciban dosis efectivas superiores a 6 mSv/año (o dosis equivalentes superiores a 3/10 de los límites de dosis para el cristalino, la piel y las extremidades).

Trabajo

Magnitud física. Producto de la fuerza aplicada sobre un cuerpo y del desplazamiento del cuerpo en la dirección de esa fuerza. En el Sistema Internacional la unidad es el Julio.

Traducción

Proceso mediante el cual se produce la síntesis de proteínas a partir del ARN mensajero.

Transcripción

Proceso por el que se sintetiza ARN (mensajero, de transferencia, ribosomal) a partir de la información contenida en el ADN.

Transición isomérica

Proceso de desintegración radiactiva que ocurre en los núcleos que se encuentran en estado metaestable (están excitados durante un tiempo cuantificable) cuando pasan al estado estable emitiendo radiación gamma.

Transmutación

En física nuclear, conversión de un elemento químico en otro distinto inducida por una reacción nuclear o espontáneamente por una desintegración radiactiva.

Trébol radiactivo

Símbolo internacional para indicar que en una zona existe riesgo de irradiación y/o contaminación radiactiva. En función del riesgo de cada zona varía el color del mismo.

Tritio

Isótopo del hidrógeno que presenta un protón, dos neutrones y un electrón.

Tubo de Rayos X

Consiste básicamente en un cátodo y un ánodo situados dentro de un envase de vidrio en el que se ha practicado el vacío. El cátodo es un filamento de tungsteno que al ser calentado (al hacer discurrir por él una determinada intensidad de corriente) emite electrones. Aplicando una diferencia de potencial entre los dos electrodos, los electrones son acelerados hacia el ánodo (tungsteno/molibdeno). Unos chocan con él y otros son frenados bruscamente; como consecuencia de ello se produce la emisión de radiación electromagnética, con un espectro continuo de energías entre 15 y 150 KeV que es lo que conocemos como Rayos X.

Tubo fotomultiplicador

Tubo de vacío destinado a convertir una señal luminosa en una señal eléctrica y que contiene esencialmente un fotocátodo y un multiplicador de electrones.

U

Ultrasonidos

Ondas mecánicas (acústicas o sonoras) cuya frecuencia está por encima del umbral de audición del oído humano. Son la fuente de energía utilizada en la modalidad diagnóstica denominada Ecografía.

U.M.S.C.E.A.R.

Siglas en inglés pertenecientes al Comité Científico de Naciones Unidas sobre los efectos de las radiaciones atómicas.

Unidad de medida

Patrón estandarizado, definido y adoptado por convención o por ley, que se utiliza para expresar el valor de una determinada magnitud física.

Unidades de radiación

1 Becquerelio (Bq) = 1 desintegración por segundo
1 Culombio/Kg = 3876 R
1 Gray (Gy) = 1 J/Kg
1 Gray (Gy) = 100 Rad; 0.01 Gy = 1 Rad

1 Sievert (Sv) = 100 Rem; 1 mSv = 100 mRem
Para los Rayos X: 1 Gy = 1Sv

Unidades Técnicas de Protección Radiológica
Entidades independientes de cualquier instalación radiactiva que realizan funciones de protección radiológica, en empresas titulares de instalaciones nucleares y radiactivas que lo solicitan, con carácter de servicio externo contratado.

Uranio
Último elemento natural del Sistema Periódico que se caracteriza por disponer de 92 protones y entre 141 y 146 neutrones en el núcleo, además de 92 electrones en distintos niveles de energía en torno al núcleo. Presenta tres isótopos (^{238}U, ^{235}U y ^{234}U) todos ellos inestables y emisores alfa.

Uranio enriquecido
Uranio con un contenido en ^{235}U superior al del uranio natural tras haber sido sometido a un proceso de enriquecimiento basado en la separación de isótopos. Se utiliza en armas nucleares, reactores comerciales de agua ligera, reactores de agua pesada, reactores de investigación y para propulsar submarinos nucleares.

Uranio empobrecido
Uranio con un contenido del isótopo fisible ^{235}U inferior al del uranio natural (0,71 %). Se encuentra en el combustible gastado o como residuo del proceso de enriquecimiento.

U.T.P.R.
Unidad Técnica de Protección Radiológica.

V

Varilla de combustible
Combustible nuclear dispuesto en forma de barra, formado por pastillas y contenidas en una vaina tubular metálica.

V.A.T.
Empresa de venta y asistencia técnica.

Vatio
Unidad de potencia en el Sistema Internacional de Unidades.

Vertidos radiactivos
Materiales radiactivos líquidos o gaseosos que, tras ser tratados y medidos, se vierten al medio ambiente en una instalación nuclear o radiactiva con el fin de diluirlos y dispersarlos.

Vías de exposición
Vías por las que una materia radiactiva puede llegar a los seres humanos o irradiarlos.

Vida media
Tiempo necesario para que la actividad de una sustancia radiactiva se reduzca a la mitad.

Vida media biológica

Tiempo necesario para que el organismo elimine el 50% de una sustancia sea ésta estable o radiactiva.

Vida media efectiva

Tiempo requerido para que la actividad de un radionucleido en el organismo se reduzca al 50% como resultado del decaimiento radiactivo y de su eliminación metabólica.

Vigilancia radiológica/Vigilancia dosimétrica

Medición de la dosis o la contaminación por razones relacionadas con el control de la exposición a la radiación o a substancias radiactivas, e interpretación de los resultados.

Vigilancia radiológica ambiental

Conjunto de medidas encaminadas a detectar la presencia y a vigilar la evolución de los elementos radiactivos y de los niveles de radiación en el medio ambiente, determinando en su caso la necesidad de tomar precauciones o establecer alguna medida correctora.

Vigilancia sanitaria especial

Seguimiento médico que hay que realizar en caso de superación, o sospecha fundada de superación, de alguno de los límites de dosis establecidos.

Voltio

Unidad de potencial eléctrico y tensión eléctrica (diferencia de potencial) en el Sistema Internacional de Unidades. Se define como la diferencia de potencial a lo largo de un conductor cuando una corriente con una intensidad de un amperio utiliza un vatio de potencia.

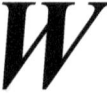

W
Vatio

Z

Z
Número atómico.

Zona I
En una instalación de RMN es la zona que no requiere control (haciendo una comparación con las áreas donde están situadas las salas de exploración que utilizan radiación X podríamos clasificarla como de libre acceso). Por ella, podría circular cualquier persona e incluiría, por ejemplo, salas de informe, salas de espera o aseos.

Zona II
En una instalación de RMN sería una zona intermedia entre la de libre acceso y aquellas otras que requieren un control

estrico (Zonas III y IV). Por ella se podría mover el paciente siempre bajo el control del personal de RMN. Podríamos incluir en ella, las salas de preparación y las cabinas donde se desvisten los pacientes.

Zona III

En una instalación de RMN se trata de una zona controlada y de acceso restringido. Existe riesgo de interacción del imán con las personas y debe estar prohibido el acceso al público incluyendo al personal administrativo y al personal sanitario que no pertenezca a la Unidad. Su control debe ejercerlo el personal de RMN. Está separada de la zona IV por la línea de 5 Gauss.

Zona IV

En una instalación de RMN es la sala de exploración en la que está situado el imán. Es una zona controlada y de acceso restringido al personal que va a realizar el estudio (Técnico) o va a participar en él (Celador, DUE, Radiólogo, Anestesista). Debe de estar señalada como potencialmente peligrosa y debe existir una luz permanentemente encendida como indicador de que el imán está funcionando (conviene recordar que en los imanes superconductivos el campo magnético siempre está presente aunque no se esté realizando una exploración).

Zona controlada

Aquella en la que existe la posibilidad de recibir dosis efectivas superiores a 6 mSv/año oficial o una dosis equivalente superior a 3/10 de los límites de dosis equivalente para el cristalino, la piel y las extremidades. El color del trébol es verde sobre fondo blanco.

Zona de acceso prohibido

Aquella en la que existe el riesgo de recibir, en una exposición única, una dosis superior a los límites anuales de dosis. El color del trébol es rojo sobre fondo blanco.

Zona de libre acceso

Aquella en la que es improbable recibir dosis efectivas superiores a 1 mSv/año oficial o una dosis equivalente superior a los 1/10 de los límites de dosis equivalente para el cristalino, la piel y las extremidades. No se señaliza por lo que no existe ningún trébol para ella.

Zona de permanencia limitada

Aquella en la que existe el riesgo de recibir una dosis superior a los límites anuales de dosis. El color del trébol es amarillo sobre fondo blanco.

Zona de permanencia reglamentada

Aquella en la que existe el riesgo de recibir, en cortos periodos de tiempo, una dosis superior a los límites anuales de dosis. El color del trébol es naranja sobre fondo blanco.

Zona vigilada

Aquella en la que existe la posibilidad de recibir dosis efectivas superiores a 1 mSv/año oficial o una dosis equivalente superior a 1/10 de los límites de dosis equivalente para el cristalino, la piel y las extremidades. El color del trébol es gris azulado sobre fondo blanco.

Zonas señalizadas

Zonas o áreas de trabajo en las que, por existir riesgo de irradiación y/o contaminación, debe existir señalización específica advirtiendo de dicho riesgo.

BIBLIOGRAFÍA

Autores

ALMANDOZ, T.: Guía práctica para profesionales de Resonancia Magnética. Bilbao: Osatek S.A. 2003.

BUSHONG, S.C.: Manual de Radiología para Técnicos. Elsevier. 9ª edición.

CALVO PÉREZ, E.: Resonancia Magnética para Técnicos.- Conceptos básicos. Editorial Liberlibro.com; ISBN: 978-84-15768-55-5. Dep. Legal: AB-33-2014. (Versión kindle, ASIN: B018PPKPHE).

CALVO PÉREZ, E.: Resonancia Magnética Nuclear.- Diccionario ilustrado de términos imprescindibles. Versión kindle. ASIN: B01DODSMAE.

C.S.N.: Guía de seguridad nº 5.11. Aspectos técnicos de seguridad y protección radiológica de instalaciones médicas de rayos X para diagnóstico.

GILI PLANAS, J.: Biofísica de la resonancia magnética aplicada a la clínica. V (05-1).

S.E.P.R.: Manual General de Protección Radiológica. Versión final 16 octubre 2002.

Legislación española

REAL DECRETO 1132/1990, DE 14 DE SEPTIEMBRE: Protección radiológica de las personas sometidas a exámenes y tratamientos médicos (B.O.E. de 18 de septiembre de 1990).

REAL DECRETO 1976/1999, DE 23 DE DICIEMBRE: Criterios de Calidad en Radiodiagnóstico (B.O.E. nº 311, de 29 de diciembre de 1999).

REAL DECRETO 783/2001, DE 6 DE JULIO: Reglamento sobre protección sanitaria contra las radiaciones ionizantes (B.O.E. de 26 de septiembre de 2001).

REAL DECRETO 1085/2009, DE 3 DE JULIO: Reglamento sobre instalación y utilización de aparatos de rayos X con fines de diagnóstico médico (B.O.E. de 18 de julio de 2009).

Páginas Web

https://proteccionradiologica.wordpress.com

https://www.csn.es/home

www.foronuclear.org

www.MRIsafety.com

www-pub.iaea.org

https://es.wikipedia.org/wiki/Wikipedia

Sociedades

International Commission on Non-Ionizing Radiation Protection (ICNIRP)

International Commission on Radiological Protection (ICRP)

International Commission on Radiation Units & Measurements (ICRU)

Radiological Society of North America (RSNA)

Sociedad Española de Radiología Médica (SERAM)